古醫籍稀見版本影印存真文庫

幼科類萃

明·王鑾 撰

中醫古籍出版社

U0271777

責任編輯　鄭　蓉
封面設計　張雅娣

图书在版编目(CIP)数据

幼科类萃／(明)王銮撰.—北京：中医古籍出版社，2015.9
(古医籍稀见版本影印存真文库)
ISBN 978－7－5152－0866－4

Ⅰ.①幼…　Ⅱ.①王…　Ⅲ.①中医儿科学－中国－明代　Ⅳ.①R272

中国版本图书馆 CIP 数据核字(2015)第 093253 号

古醫籍稀見版本影印存真文庫
幼科類萃　明·王鑾　撰

出版發行　中醫古籍出版社
社　　址　北京東直門内南小街 16 號(100700)
印　　刷　北京金信諾印刷有限公司
開　　本　850mm×1168mm　32 開
印　　張　17.125
字　　數　109 千字
版　　次　2015 年 9 月第 1 版　2015 年 9 月第 1 次印刷
印　　數　0001～3000 冊
書　　號　ISBN 978－7－5152－0866－4
定　　價　38.00 圓

國家古籍出版

專項經費資助項目

據天津市衛生職工醫學院圖書館藏本影印原書版框高一八八毫米寬一四二毫米

出版説明

中醫藥學是中華民族優秀傳統文化的重要組成部分，是我國醫學科學的特色，也是生命科學中具有自主創新優勢的領域。歷代存留下來的中醫典籍是我國寶貴的文化遺産，其承載着中華民族特有的精神價值、思維方法、想象力和創造力，是中醫藥科技進步和創新的源泉。對中醫古籍進行保護與整理，即是保護了我國全部古籍中的一個重要的組成部分。

《古醫籍稀見版本影印存真文庫》在全面調查現存古醫籍版本情況的基礎上，遴選出五十餘種具有較高學術價值、文獻價值的古醫籍，對其稀見的版本進行搶救性地挖掘整理，其内容涵蓋中醫臨床内、外、婦、兒、針灸、五官各科及基礎理論等領域。這些版本多爲亟待搶救的瀕危版本、珍稀版本、孤本、善本，或者曾經流傳但近幾十年來世面上已很難見到的版本，屬於讀者迫切需要掌握的知識載體，具有較大的出版價值。爲方便讀者閱讀與使用，本叢書整理者對所遴選古籍的版本源流及存世狀况進行了考辨，撰寫了提要，簡介了作者生平，評述了著作的學術價值；爲避免在整理過程中出現各種紕漏，最大限度地保留文獻原貌，我社决定採用影印整理出版的方式。

此次所選書目具有兩個特點：一是以學術性和實用性兼顧爲原則，選擇凝結歷代醫藥學家獨到理論精粹及豐富臨床經驗的精品力作，突出臨證實用，并且充分注重各類中醫古籍的覆蓋面，除了喉科之外，其余各類均有涉及；二是選擇稀見版本，影印出版，不僅可以避免目前市場上古籍整理類書籍魚目混雜、貽誤后學之弊，而且能够完整地體現歷史文獻的真實和完整性，爲讀者研習中醫提供真實的第一手資料。該叢書對於保護和利用中醫藥古籍，發揚和傳承中醫藥文化，更好地爲中醫藥科研、臨床、教學服務具有重大的意義。

我社自二十世紀八十年代成立以來，陸續出版了大型系列古籍叢書，影印的有《中醫珍本叢書》《文淵閣四庫全書醫家類》《北京大學圖書館館藏善本醫書》《海外回歸中醫古籍善本集萃》《中醫古籍孤本大全》等，自出版后廣受學界和藏書機構歡迎。實踐證明，以影印爲基礎進行文獻開發，不僅符合學術研究和收藏需要，而且操作性更强，對促進文獻批露意義重大。

在編輯過程中，我們遵循《古醫籍稀見版本影印存真文庫》的編輯規範，進行了嚴格地查重，并查核原書，爲每種圖書制作了新的書名頁，重新編目，讓讀者一目了然。爲了讓讀者真真切切感受古籍的原汁原味，我們對前言和目録均採用繁體竪排形式。需要説明的是，所收珍本中有缺卷或缺頁的情況，由於這些珍本基本上没有復本，我們没有進行配補，僅作了相應的標注，也留下了些許遺憾，敬請廣大讀者諒解。

中醫古籍出版社

二零一五年九月

前言

中醫幼科向稱難治，因幼兒智識未開，語言未通，疾痛疴癢不能自達，又氣血未充，脈無定準，形質柔脆，易虛易實，診治辨證殊未易決，著書立說則尤難也。

幼科之有專著，《顱囟經》肇其端，惟其書尚存異議。至宋錢乙《小兒藥證直訣》乃別為專門。又有董汲《小兒斑疹備急方論》，劉昉《幼幼新書》、陳文中《小兒病源方論》、曾世榮《活幼新書》等先後輝映，蔚為大觀。有明一代，魯伯嗣《嬰童百問》、萬密齋《幼科發揮》、薛鎧《保嬰撮要》、秦景明《幼科金針》、王肯堂《幼科準繩》等亦能卓然自成一家言。

《幼科類萃》一書，李鐮序云：『不著纂者姓名，觀其引用諸家之說，蓋近時醫工為之者。』今按《明志》有『王鑾《幼科類萃》二十八卷』，書名卷數適符。據《中國醫籍考》，王鑾，字文融，號容湖，世居浙江烏程，祖上王中立、王以勤、王元吉皆以醫名。至鑾繼業尤精，神知幼術。是書瘧疾門引用《明醫雜著》之文。考王綸《明醫雜著》成書於一五〇二年，李鐮序言書於一五三四年，因知本書問世當在此上下限間。

書名『類萃』者，乃指萃取諸家之精華，上自《內經》《難經》《傷寒》《脈經》《巢氏病源》《千金方》，下至陳無擇、錢乙、朱肱、張潔古、李東垣、劉河間、朱丹溪、王好古、羅天益、楊仁齋、王綸諸名家，以及寇平《全幼心鑒》、鄭端友《全嬰方論》、劉昉《幼幼新書》、陳文中《小兒病源方論》、閻孝忠《閻氏小兒方論》、曾世榮《活幼心書》等。更為可貴的是著録已佚的湯氏《嬰孩妙訣論》和《博濟嬰孩寶書》，以及書目失載的《脈訣啟蒙》等，亦賴此書之收録而保留下了部分內容。

本書之類分，以病為綱，理法方藥為目。論理重在脈證合參，從病因之內外，病變之臟腑，至證候之寒熱虛實，皆附列諸家之說，參以己意，反復詳辨。治法重在鍼灸與方藥並舉，溫涼補瀉主張適宜，切忌太過。用藥多崇潔古藥式，強調五臟一體，尤重脾胃後天。

本書原藏天津市衛生職工醫學院，《中醫圖書聯合目録》未收，因而為國內少見本。可惜原書刻印欠精，其剝脫、斷裂、重濁之處頗多，後人復加圈點。此次加工時，凡字跡模糊難以辨認者，俱存其舊，以免訛傳致偽。

中醫古籍出版社

目録

幼科類萃序

醫之為科也十有三而最難者莫如小兒蓋小兒筋骨未堅脉息未完神氣未全問之而弗能言診之而未易決是故謂之啞科書曰若保赤子言保之之難也老子曰聖人皆孩之言孩之之不易也黃帝曰吾不能察其幼小者言幼小之難察也慨自顱顖經亡而童孺之夭者多矣世之稱小

兒醫者曰錢仲陽陳文中李樫董汲栖真子漢東王氏皆有顯名於一時然未免囿於準繩尺度之中而乏超然自得之見求其推移變化卒與法合譬如珠之走盤而不出於盤惟錢仲陽一人而已夷考仲陽當宋神宗時為太醫丞素難與音無所不竆乃建立五臟之方各隨所宜用之謂肝有相火則有瀉而無補腎為真水則有補

而無瀉可謂抽金匱玉函之秘而得内經之髓者矣惜其遺書散亡出於門人閻孝忠之所裒輯者非仲陽之本意也幼科類萃不著纂者姓名觀其引用諸家之說蓋近時醫工爲之者治河大中丞松石劉公謂是書有保嬰活幼之功乃命開封郡守南宫白侯刊而布焉憲副餅山胡君寔力賛之昔程伯子有言一命之士苟存心於

愛物於人必有所濟斯刻也其諸利民惠

物之心形於蹟濬之餘者歟

嘉靖十三年甲午冬十一月朔萬渚李濂書

幼科類萃目錄

卷之一

卷之二

卷之三

胎黃之劑

地黃湯　地黃飲子　犀角散

胎驚之劑

太乙散　參蝎散　猪乳膏

獨活湯　朱銀丸

不乳之劑

茯苓丸　治穢惡入腹令兒嘔吐不乳方

治臍風撮口噤風之劑

控痰散　辰砂膏　撮風散

立聖散　安臍散　臍風鎖口方

嘬風散　姜蚕方　甘草方
蜈蚣方　蜘蛛方　牛涎方
變蒸　脉法　變蒸論
紫陽黑散　紫霜丸　平和飲子
當歸散　參香膏　調氣散

卷之四

驚風門　脉法　急慢驚風總論附慢脾風
論治驚當分三因
東垣先生急慢驚風治法
丹溪先生急慢驚風治法

諸方

卷之五

諸方

諸方

治五臟熱之劑

導赤散　瀉心湯　瀉青丸

瀉白散　瀉黃散　滋腎地黃丸

治潮熱之劑

人參芪歸散　大柴胡湯　百解散

十味人參散　涼驚丸　安神丸

治驚熱之劑

元戎四物二連湯　黃連地黃丸

治餘熱之劑

實脾散　參苓白朮散

治實熱之劑

紫霞丸　下積丸

治痞熱之劑

龍胆丸　胡黃連丸

蘆薈丸　鱉甲飲

治壯熱之劑

地黃煎　火府丹　一粒金丹

柴苓湯　絳雪丹　梔子湯

三黃丸　四順飲

治風熱之劑

消風散　綠霞散　生犀丸

清解散

治虛熱之劑

惺惺散　四君子湯　錢氏白术散

治客熱之劑

導赤散　瀉心湯

治癖熱之劑

白术散　珍珠丸　妙丸子

治寒熱之劑

卷之七

卷之八

卷之九

吐瀉門

吐瀉不治證　吐瀉灸法

諸方

玉露散　益黃散　大青膏

白术散　豆蔻香連丸　理中丸

消積丸　參香散　五苓散

香薷飲　烏犀丸　三稜散

治中湯　養胃湯　六和湯

胃苓湯　定吐飲

幼科類萃目錄卷下

卷之十五
傷寒門

卷之十八

傷積門

諸方

治丹毒之劑

葛根白朮散　犀角解毒散　防風升麻湯

綠袍散　白玉散　碧雪

氷黃散

治風毒之劑

百解散　當歸散　拂毒散

外消散　疎風散　活血散

治驚丹之劑

黃芩四物湯　五和湯　三解散

卷之二十二

卷之二十四

卷之二十六

耳目口鼻門

治眼目之劑

生地黃湯　真金散　洗心散

四聖散　辟塵膏　牛黃膏

治口瘡之劑

保命散　口角瘡方　胡黃連散

綠袍散　黃連升麻散

治鼻病之劑

開關散　川芎膏　細辛散

萬金膏　牛黃犀角丸

卷之二十七

襟證門

卷之二十八

痘瘡門

升麻湯　錢氏四聖散　參蘇飲
惺惺散　化毒湯　陳氏異功散
加味四聖散　變棗百祥丸　活血散
紫草飲子　紫草陳皮飲　無價散
紫草木通湯　紫草木香湯　犀角地黃湯
快斑散　絲瓜湯　調肝散
陳氏木香散　獨聖散　肉荳蔻丸
穀精草散　綿繭散　雄黃散
敗草散　不換金正氣散
調解散　連翹湯　托裏散

幼科類萃卷之一

論小兒受胎禀賦厚薄不同

千金論曰兒在母腹中受其精氣一月胚二月胎三月血脉四月形體成五月能動六月筋骨成七月毛髮生八月臟腑具九月穀神入胃十月百神備而生生後六十日瞳子成能咲語識人百日任脉生能反覆一百八十日尻骨成能獨立二百一十日掌骨成能匍匐三百日髕骨成能獨倚三百六十日爲一朞膝骨成乃能移步此是常足之法不如此者身不平爾又云纔生下有身破裂者必死陰囊白者必死陰

不起者必死無糞門者必死股間無生肉者必死忽如鴉聲者必死其週歲之間顖顱間鮮齒髮未生手足攣縮膝如鶴節身體瘦瘠或四五歲不能行立此皆受胎氣之不足者也若筋實則多力骨實則早行血實則形瘦多髮肉實則少病精實則伶利多語咲不怕寒暑氣實則少髮而體肥此皆受胎氣之充足者也大抵禀賦得中道為純粹陰陽得所剛柔兼濟氣血相和百脉相順精備神全臟腑充實形體壯健其未週之時顖顱堅合睛黑神清口方背厚骨粗髀滿臍深肚軟莖小卵大齒細髮潤聲洪穩睡此皆受

胎氣之得中和者也以故聽其聲觀其形則可以知其虛實壽夭矣

論姙婦不守禁忌生兒多疾之戒

全幼心鑑云常見富貴之家懷姙婦人居於奧室飢則辛酸無所不食飽則恣意坐卧不勞力不運動是以胎氣微弱生子必軟而多疾若夫起居有常飲食有節使神全氣和受胎常安生子必偉而少疾丹溪云往往胎孕致病人多玩忽醫所不知兒之在胎與母同體得熱則俱熱得寒則俱寒病則俱病安則俱安母之飲食起居可不慎哉姑陳一二以為規戒一

子二歲滿頭有瘡一日瘡忽自平遂患痰喘詢其母孕時所喜何物曰辛辣熱物是其所喜知其爲胎毒也慎勿與解利藥因口授一方用人參連翹川芎黄連甘草陳皮芍藥木通濃煎沸湯入竹瀝與之數日而安或曰何以知之曰見其子精神昏倦病受得深決無外感非胎毒而何又一婦人形瘦性急體本無熱懷孕三月適當夏暑口渴思水時發小熱遂教以四物湯加黄芩陳皮生甘草木通因懶於煎煮數貼而止其後生子二歲瘡痍遍身忽一日其瘡頓愈遂成痎瘧此亦胎毒也瘡若再作病必自安已而果然

若於孕時確守前方何病之有又一女得癇遇陰雨則作遇驚亦作口吐涎沫聲如羊鳴此胎受驚也其病深痼調治半年病亦可安仍須淡味以助藥功與燒丹丸繼以四物湯入黄連隨時令加減果半年而安三者是皆胎婦調適乖常飲酒嗜慾忿怒驚撲母有所感胎必受之或外挾風邪有傷於胎子稟母氣生下多疾病患至此誠不能慎密之故也

論服下部熱藥求子遺患之誤

丹溪云鄭憲使子年十六生七箇月後得淋病五七日必一作其發則大痛水道下如漈和粟者一盞方

定脉之輕則濇重則弦視其形瘦而長青而蒼意其
父必因服下部藥遺熱在胎留於子之命門而然遂
以紫雪和黄柏末丸梧子大晒極乾熱湯下百丸半
日又下二百丸食物壓之又半日痛大作連腰腹水
道乃行下漆和粟者椀許痛減十之八後張子中與
陳皮一兩桔梗木通各半兩又下合許而安父得燥
熱尚能病子況毋得之者乎書此以證紅絲瘤之事
東垣云李叔和問中年以來得一子一歲之後身生
紅絲瘤不救後四子皆病瘤而死何緣致此疾翌日
思之謂曰汝乃腎中伏火精氣多有紅絲以氣相傳

生子故有此疾俗名胎瘤是也汝試觀之果如其言遂以滋腎丸數服以瀉腎中火邪補真陰之不足忌酒辛熱之物其妻以六味地黃丸以養陰受胎五月之後以黃芩白朮作散與五七服後生子三歲前證不復作今已壯噫合觀已上所論則知其警戒深矣

護養論

小兒生長必欲人襁褓之襁褓之道必須得宜如春夏之月乃萬物生長之時宜教令地卧使之不逆生長之氣如秋冬之月乃萬物收藏之時宜就溫煖之處使之不逆收藏之氣然後血凝氣和則百病無自

而入矣大抵衣不可太煖煖則汗出表虛風邪易入乳不可太飽飽則胃弱而易傷積滯難化格致餘論云童子不衣裘帛下體主陰得寒涼則陰易長得溫煖則陰暗消是以下體不與帛絹夾厚之服恐妨陰氣又小兒血氣俱盛食物易消腸胃尚脆而窄若稠粘乾硬酸鹹辛辣一切魚肉水果濕麵燒炙煨炒但是發熱難化之物皆亦禁絕婦人無知畏其啼哭無所不與積成痼疾雖悔何及所以富貴驕養有子多疾何者蓋富貴之家乆藏於幃帳之內重裀疊被令兒筋骨緩弱譬如陰地草木不見風日少有堅實者

也誠非保育之法而田舍嬰兒未嘗愛護終日暴露或飢或寒絶無他病者此皆見風日着地氣之力也豈貴賤之理有異哉明乎此則護養之道得矣

乳哺論

初生芽兒藉乳爲命乳哺之法不可不慎夫乳者榮血之所化也至於乳子之母尤宜謹節飲食下咽乳汁便通情欲動中乳汁便應病氣到乳汁必凝滯兒得此乳疾病立至不吐則瀉不瘡則熱或爲口糜或爲驚搐或爲夜啼或爲腹痛病之初來其溺必甚少便須詢問隨證調治母安則子安可消患於未形也

故哺乳夏不欲熱熱則致吐逆冬不欲寒寒則致欬
痢母不欲怒怒則上氣顛狂母不欲醉醉則令身熱
腹痛母方吐下而乳則致虛羸母有積熱而乳則變
黃不能食新房而乳則瘦瘁交脛不能行新浴而乳
則發吐哯神困傷熱乳則瀉黃傷冷乳則瀉青冷熱
不調停積胃腸結為痰飲遂成壯熱吐熱不已乃作
驚癇兒啼未定遽以乳哺氣逆不消因成乳癖懷姙
而乳致令黃瘦腹大脚弱名曰魃病大抵乳哺不可
太過故彥云嬰兒常病傷於飽也又云忍三分飢喫
七分飽亦至論也

下胎毒論

東垣云兒在母腹中十月之間隨母呼吸呼吸者陽氣也而生動作益滋精氣神飢則飲母血渴則飲母血兒隨日長皮肉血脉筋骨形氣俱足十月降生口中尚有惡血啼聲一發隨吸而下此惡血復歸命門胞中僻於一隅伏而不發直至因內傷乳食濕熱之氣下流逆於肉理乃發爲瘡疹也故方書皆云俟其分娩啼聲未發之時急用綿裹指拭去口中惡汁固是良法而倉卒之際或有不及者故有黃連法朱蜜法甘草法用之殊佳但今之人比古者之人起居攝

養大有不同竊恐禀受怯弱之兒不能禁此寒冷之劑若與服之必生異證或嘔乳糞青或痰嗽喘急或腹脹或驚悸如有裏證欝結壅閉不通欲下胎毒者只須用淡豆豉煎濃汁與三五口其毒自下又能助養脾氣也

論小兒輕易服藥戒

羅謙甫曰一小兒五月間因食傷冷粉腹中作痛遂於市藥鋪中贖得神芎丸服之臍腹漸加冷疼時發時止踰七八年不已因思古人云寒者熱之治寒以熱良醫不能廢其繩墨而更其道也據所傷之物寒

也所攻之藥亦寒也重寒傷胃其爲冷痛可知矣凡人之脾胃喜温而惡冷況小兒血氣尚弱不任其寒故陽氣潛伏寒毒留連久而不除也治病必先其本當用和中養氣之藥以救前失服之月餘方愈嗚呼康子饋藥孔子拜而受之以未達不敢嘗此保生之重者也奈何常人拱默而令切脉以謂能知病否且脉者人之血氣附行經絡之間熱勝則脉疾寒勝則脉遲實則有力虛則無力至於所傷何物豈能別其形象乎醫者不可不審其病源而主家亦不可不說其病源且此子之父不以病源告醫而求藥於市鋪

中發藥者亦不審病源而以藥付之以致七八年之病皆昧此理也孫真人云未診先問最爲有準東垣云只圖愈疾不欲困醫二公之語其有功於世大矣

慎擇乳母

凡乳母禀賦之厚薄情性之緩急骨相之堅脆德行之善惡兒能速肖充爲關係殊不知漸染既久識性皆同猶接木之造化也故不可不擇也

芽兒戒灸

小兒初生世人多於頭額前髮際穴灸之蓋取其可以截風路也殊不知地有南北之分其河洛土地多

寒兒生三日灸顖以防驚風固宜也今者東南土地
多湿氣禀薄弱豈堪灸熇若執以關中地寒爲論自
取危困耶

幼科類萃卷之二

小兒脉證總說

湯氏曰凡看小兒疾病先觀形證神色而切脉次之欲別五臟各有所主須看禀受盈虧胎氣虛實陰陽冷熱之證補過瀉多當究其失五臟六腑表裏各有相應配對若能明其標本則神聖功巧自然得矣

論五臟虛實所主

錢氏曰心主驚實則叫哭發熱飲水而搐虛則困卧悸動不安心病多叫手足動搖驚悸心氣熱則心胷亦熱欲言不能而有就凉之意故合面卧心熱視其

睡口中氣溫或合面睡及上竄搖頭咬牙皆心熱也
導赤散主之心實則氣上下澀合卧則氣不通故喜
仰卧則氣得上下通也瀉心湯主之
肝主風實則目直大叫呵欠項急頓悶虛則咬牙多
欠氣熱則外生氣溫則內生肝熱手尋衣領及亂捻
物肝有風目連劄不搐得心熱則搐治肝瀉青丸治
心導赤散肝熱甚身反張直不搐治與有風同凡病
或新或久皆引肝風風動而止於頭目連劄也若熱
入目牽其筋脉兩眥俱緊不能轉視故目直也若得
心熱則搐以其子母俱有實熱風火相搏故也

潔古曰肝主謀勇熱則尋衣捻物目連劄直視不能轉視或極則身反強直折皆風熱也目者肝之竅肝屬木木性急故如此也

錢氏曰脾主困病則困睡泄瀉不思乳飲實則困睡身熱飲水虛則吐瀉生風

錢氏曰肺主喘實則悶亂喘促有飲水者有不飲水者虛則哽氣長出氣肺熱手掐眉目鼻面肺盛復有風冷胷滿短氣氣急喘嗽上氣當先散肺熱後散風冷肺只傷寒則不胷滿肺虛熱唇深紅色治之散虛熱肺臟怯唇白色當補若悶亂氣粗喘促哽氣者難

治肺虛損故也脾肺病久則虛而唇白脾者肺之母也母子皆虛不能相營故名曰怯肺主唇唇白而澤者吉白如枯骨者死

潔古曰肺主氣燥熱則壯熱飲水喘悶鼻乾燥手捫眉面瀉白散主之胸滿短氣氣急喘嗽上氣皆是肺氣有餘復感風邪之所傷謂之微邪先瀉而後發散之

錢氏曰腎主虛無實也惟瘡疹腎實則黑陷腎虛兒本虛怯由胎氣不成則神不足目中白睛多其顱即解自開也面色㿠白此皆難養不過八八之數若恣

色慾多不及四旬而亡或有因病而致腎虛者非也
又腎氣不足則下竄蓋骨重惟欲墜下而縮身也腎
水陰也腎虛則畏明宜補之
潔古曰下竄者腎氣不足兩足熱不喜衣覆足然此
者臍以下皆腎之所主緣心氣下行於腎部也此乃
腎不足而心有餘宜地黃丸主之

論五臟相勝虛實之邪

錢氏曰肝臟病見秋木旺肝強勝肺也宜補肺瀉肝
輕者肝病退重者唇白而死
肺病見春金旺肺強勝肝當瀉肺輕者肺病退重者

必發驚更有赤者當搐爲肝怯當目淡青色也
心病見冬火旺心強勝腎當補腎治心輕者心病退
重者下竄不語腎怯虛也
腎病見夏水勝火腎勝心也當瀉腎輕者腎病退重
者悸動當搐也
脾病見四傍皆倣此治之順者易治逆者難治脾怯
面目赤黃五臟相反隨證治之
如肺病又見肝證咬牙多呵欠者易治肝虛不勝肺
故也若目直大叫哭項急煩悶者難治蓋肺病久則
虛冷肝強實而反勝肺也視病之新久虛實虛則補

毋實則瀉子

潔古曰肝勝肺則肝病發搐又見肺虛喘而氣短病見於申酉戌時是肝強也內經云受所制而不能制謂之真強法當補脾肺而瀉肝導赤散瀉黃散主之

按劉宗厚云此皆五臟相勝病機不離五行生剋制化之理者蓋小兒初生襁褓未有七情六慾只是形體脆弱血氣未定臟腑精神未完所以有臟氣虛實勝乘之病但世俗不審此理往往遇是率指為外感內傷而用藥致枉死者多矣悲夫劉錢

氏論脫略幸而潔古補之今特參附誠所謂無窮
之惠也
論五臟子母虛實鬼賊微正
潔古曰在前者爲實邪子能令母實拒賊傷於母其
子又引母所剋者妻來相助故曰實邪也在後者爲
虛邪母引子之鬼賊至由母能使子虛也內經云子
能令母實母能令子虛此之謂也
妻來乘夫爲微邪夫來乘妻爲賊邪法當瀉鬼補本
臟本臟自病爲正邪當虛則補之實則瀉之內經云
滋苗者必固其根伐下者必枯其上逆其根伐其本

則敗其眞矣

按劉宗厚云此五行生剋之道論也義見難經五十難及後五臟補瀉治要論宜參考之

論五臟補瀉之法

潔古云心主熱自病或大熱瀉心湯主之實則煩熱黄連瀉心湯主之虚則驚悸生犀湯主之

肺乘心微邪喘而壯熱瀉白散主之

肝乘心虚邪風熱煎大青膏下大青丸

脾乘心賊邪恐怖惡寒安神丸主之

按劉宗厚云乘者猶事乘之乘也大抵五臟之病

相乘伏匿隱顯莫測已上但言本病乘勝之道故以五臟治要附于左宜參考焉

凡心臟得病必先調其肝腎兩臟腎者心之鬼肝氣通則心氣和肝氣滯則心氣乏此心病先求于肝清其源也五臟受病必先傳其所勝水能勝火則腎之受邪必傳於心故先治其腎逐其邪也故當退腎氣益肝氣兩方或診其脉肝腎兩臟俱和而心自生疾然後審其心家虛實治之

肺主燥自病則喘嗽燥則潤之實則喘而氣盛瀉白散虛則喘而少氣先益黄散而後阿膠散

心乘肺賊邪熱而喘嗽先地黄丸中導赤散後阿膠散主之

肝乘肺微邪惡風眩冒昏憒嗽羗活膏主之

腎乘肺實邪增寒嗽清利百部丸主之

脾乘肺虛邪體重吐痰泄瀉人參白术散主之

凡肺之得病必先觀心之虛實若心火炎盛爍金即當先益心氣後吃肺藥若心氣和即便看脾脉若脾氣虛冷即不能相生而肺家生氣不足則風邪易感故患肺寒者皆脾虛得之若脾氣盛實則亦痞隔中焦而大腸與肺表裏不能相通夫中焦

熱隔則肺與大腸不通其熱毒之氣必上蒸於肺而生痰故患肺熱者多脾實得之心氣盛者瀉之脾氣虛者益之脾氣實者通之然後隨其肺之寒熱以治之故有抑心氣益脾氣通肺氣三藥若診其脉氣心脾兩臟俱和而肺自生疾則但察肺家虛實而治之

肝主風自病則風搐拘急肝苦急急食甘以緩之佐以酸苦以辛散之實則風搐力大瀉青丸主之虛則風搐力少地黄丸主之

心乘肝實邪壯熱而搐利驚丸主之

肺乘肝賊邪氣盛則前伸呵欠微搐法當瀉肺先補
本臟補肝地黃丸主之瀉肺瀉白散主之
脾乘肝微邪多睡體重而搐先當定搐瀉青丸主之
搐止再見後證則別立法治之
腎乘肝虛邪增寒呵欠而搐羌活膏主之
凡肝得病必先察其肺腎兩臟根其病之所起然
後審其肝家本臟之虛實方可治療然腎者肝之
母金者木之賊今肝之得病若非腎水之不能相
生必是肺金之鬼來相攻擊不得不詳審而求之
故其來在肺先治其肺攻其鬼也其來在腎先補

其腎滋其根也然後審其肝家本臟之虛實而寒
溫之

脾主濕自病則泄瀉多睡體重昏倦脾苦濕急食苦
以緩之實則泄瀉赤黃睡不露睛瀉黃散主之虛則
泄瀉白色睡露睛白朮散主之

肝乘脾賊邪風瀉而吐茯苓半夏湯主之

心乘脾虛邪吐熱體重而瀉羌活黃芩甘草蒼朮湯
主之

肺乘脾微邪惡寒泄瀉理中丸之類

凡脾之得病必察其肝心兩臟之虛實根其源之

所起然後救療蓋肝是脾之鬼心是脾之母肝氣盛則鬼勝心氣虧則脾家生氣不足盛者抑之則退虧者益之不乏所以有抑脾氣益心氣兩藥診其脉肝心兩臟俱和則是脾自生疾察其虚實而治之

腎主寒自病則足脛寒而逆人之五臟惟腎無實小兒瘡疹變黑陷則是腎水實剋退心火是以水能制火也

心乘腎微邪内熱不惡寒桂枝湯主之

肝乘腎實邪拘急氣搐身寒理中丸主之

肺乘腎虛邪喘嗽皮澁身寒百部丸主之

脾乘腎賊邪體重泄瀉身寒理中丸主之

本臟虛弱是自巳正令不行乃鬼賊所剋害當補本臟之正氣假令肺病喘嗽時於初春見之法當補腎見於夏救肺見於秋瀉肺見於冬補心瀉本臟乃名寒嗽大抵五臟各至本位即氣盛不可更補到所剋位不可更瀉

又按劉氏云五行之間惟有腎之一臟母盛而子反受邪而物之性有不可一槩論者肺腎是也何則肺屬金射於皮毛所主者氣腎屬水主於骨髓

所藏者精氣之輕浮能上而不能下精之沉重能下而不能上此物性之自然今肺之盛盖熱之作也氣得熱則上蒸於肺不能下生於腎而腎受邪矣急食涼藥解之使肾氣温和自能下生於腎此腎之病必先求之於肺若肺臟安和而腎忽然受病者不過脾之濕相形於腎而生疾所以有鮮肺熱去脾邪兩藥若脾肺兩臟俱和而腎自生病亦察其本臟而治之

論五臟伏敵喜傷主病

心所伏者腎所敵者肺所喜者苦所傷者臟當應三

變八蒸之臟和則情性悅樂疾主驚癇恐悸虛燥啼
叫譫語狂煩涎流口角瘡主紅斑
肝所伏者肺所敵者脾所喜者酸所傷者辛辣應初
變六蒸之臟和則魂壯意智生疾主風攣搐搦眼目
腫赤疼痛瘡主水疱
肺所伏者心所敵者肝所喜者辣所傷者焦者應二變
七蒸之臟和則喜歡氣爽神清魂強疾主喘滿咳嗽
傷寒作虛痰壅盛瘡主膿疱
脾所伏者肝所敵者腎所喜者甜所傷者酸釅應四
變九蒸之臟和則消谷氣美飲食疾主嘔噦滑積虛

痢痞癖潮熱不思乳食痘主結痂
腎所伏者脾所敵者心所喜者鹹所傷者甘甜應五
變十蒸之臟和主行坐嬉戲咲語疾主崩沙黑齒截
齒咬牙停耳膿汁痘主黑陷

察小兒形色訣

全嬰方云夫嬰兒未能言有疾固難知也惟察形色
而已蓋形色有五色應其五臟五色青黃赤白黑五
臟心肝脾肺腎心赤肝青脾黃肺白腎黑是五臟所
主人蘊其內必形其外故小兒有病先見於面部也
如形病不相應者更切脉聽聲

色脉論

丹溪云欲知其内者當以觀乎外診於外者斯以知其内蓋有諸内者形諸外也苟不相參而斷其病邪之逆順不可得也爲功者當燭厥理故望其五色以青黄赤白黑以合五臟之脉窮其應與不應切其脉急大緩濇沉以合其五臟之色順與不順誠察其精微之色診其微妙之脉内外相參以治之則萬舉萬全之功可坐而致矣素問曰能合色脉可以萬全其意如此原夫道之二氣判而爲陰陽散而爲五行而人之所禀皆備焉夫五脉者天之真行血氣通陰陽

以榮於身五色者氣之華應五行合四時以彰於面惟其察色按脉而不偏廢然後察病之機斷之以寒熱歸之以臟腑隨證而療之而獲全濟之効者本於能合色脉而已假令肝色如翠羽之青其脉微弦而急所以為生若浮濇而短色如草滋者豈能生乎心色如雞冠之色其脉多浮大而散所以為吉若沉濡而滑色見如衃血者豈能順乎脾色如蠏腹之黄其脉當中浮而大所以為從若微弦而急色見如枳實者豈能從乎肺色如豕膏之白其脉當浮濇而短所以為吉若浮大而散色如枯骨者豈能吉乎腎色如

烏羽之黑其脉沉濡而滑或來中緩而大色見煤炲者死死生之理夫惟診視相參既以如此則藥證相對厥疾弗瘳者未之有也抑嘗論之容色所見左右上下各有其部脉息所動寸關尺中皆有其位左頰者肝之部以合左手關位肝膽之分應於風木為初之氣額為心之部以合左手寸口心與小腸之分應於君火為二之氣鼻為脾之部以合於右手關脉脾胃之分應於濕土為四之氣右頰為肺之部合於右手寸脉肺與大腸之分應於燥金為五之氣頤為腎之部以合於左手尺下腎與膀胱之分應於寒水為

終之氣也若夫陰陽五行相生相勝之理當以合之於色脉而推之也是故脉要精微論曰色合五行脉合陰陽十三難曰色之與脉當參相應然而治病萬全之功苟非合於色脉者莫之能也其榮色也夫脉大小滑濇沉浮可以指按可以目察繼之以能合色脉可以萬全夫赤脉之至也喘而堅白脉之至也喘而浮青脉之至也長而弦黃脉之至也大而虚黑脉之至也堅而大此先言五色次言五脉欲學之者望而切之以相合也厥後扁鵲明此述之曰望而知之謂之神切而知之謂之巧深得內經之理也後世有

立方者目之曰神巧萬全厥有旨哉

按難經曰五臟有五色皆見於面素問曰神之變也其華在面視其五色黄赤爲熱白爲寒青黑爲痛此所謂視而可見者也錢氏云左頰爲肝右頰爲肺額上爲心鼻上爲脾下頦爲腎赤者熱也隨證治之

全嬰方云左頰屬肝東方之位春見微青者平深青者病白色者絶赤色主身熱拘急肝熱生風青黑色主驚悸腹痛淺赤色主潮熱夜間發日中歇唇紅焦燥脉必緊數

右頰屬肺西方之位居右秋見微白者平深白者病赤色者絶浅色主潮熱或大便堅而氣粗壅嗽青白色主咳嗽惡心青色主風入肺時時咳嗽青黑色主驚風欲發或肚痛盤腸内吊

額上屬心南方之位火性炎上故居上夏見微赤者平深赤者病黑色者絶赤色主心經有風熱心燥驚悸躁卧不安青黑色主心中有邪驚風腹疼手足瘈瘲而啼叫青黑甚至心腹疼黄色主驚癖胃熱渴皮毛乾燥夜多盗汗頭髮焦黄

鼻上屬脾中央之位故居中而四季見微黄者平深

黃者病青色者絕赤色主身熱不思乳食深黃色主
小便不通鼻孔乾燥氣粗鼻衄夜間多哭淡白色主
泄瀉食不化青色主吐乳口鼻乾燥大小便不利
下類屬腎北方之位水性潤下故居下冬見微黑者
平深黑者病黃色者絕赤色主膀胱與腎為表裏有
熱則水道不利故小便癃閉
潔古曰凡肝病面白肺病面赤脾病面青腎病面黃
心病面黑若肝病驚搐而加面白痰涎喘急之類皆
為難治餘倣此推之
叔和云春得秋脉定知死亦此意也

錢氏曰凡小兒目內赤者心熱導赤散主之淡紅者心虛熱生犀散補之青者肝熱瀉青丸主之淺淡者補之黃者脾熱瀉黃散主之無精光者腎虛地黃丸主之如見面目浮腫主久咳嗽乃脾受肺積也

凡小兒唇白主吐涎嘔逆吐血便血唇紅渴飲煩燥如久渴瀉唇紅者是虛證也不可用涼藥唇黃主脾受積後發腫唇口紫及吐涎者主蟲痛不吐涎者是積痛唇口四畔黃如橘主口臭乃脾之積熱也唇青主血虛脾寒爲冷所乘蓋唇主脾土木來剋土知脾弱不能食也

凡小兒舌乾舌白舌燥舌胎舌黃舌赤腫皆主大便不通或通利必色焦黃如舌裂舌上芒刺舌上出血皆熱極陽毒也舌上生瘡心脾有熱舌捲主驚久患瀉利舌黑必潤不可認爲熱蓋久病上焦虛熱故也久瀉痢舌黑者必死

驗五臟氣絶證

全幼心鑑云凡小兒顖腫顖陷汗出不流如珠如油舒舌出口舌腫發驚瀉黑黯血髮直如麻皮膚無血色此心絶也並主癸日死

病重啼哭無淚及病不哭下淚爪甲青黑眼深如陷

舌捲囊縮發搐目斜連唇口動手如抱頭之狀或脚
面直素問云其華在瓜其充在筋肝絶也並庚辛日
死
人中滿人中黑唇縮齒張唇焦枯燥唇乾紫黑唇不
蓋齒血腫尿血舌縮或捲鼻孔開張齒禁冷涎如油
噕口如囊面如土色四肢逆冷如濕石之狀吃乳不
收瀉糞赤黑脾絶也並甲乙日死
有熱喘渴水并樂食喉中鳴是胃脘直不能蔭肺此
證醫書少有蓋累曾試之有驗並死不治目直青鮮
氣喘不回吃食噎嗽痰涎塞口喉中鳴響鼻塞不通

鼻乾黑燥肺脹胃膈頭汗四肢冷此肺絶也並丙丁日死

面黑神昏眼黑眼腫目無光彩耳輪青黃焦枯瘖牙齒落髮踈黃燥皮膚黑燥驚風咬乳憂齒瀉屁黑色遶口此腎絶也並戊己日死

論虎口三關要訣

辰關上節　卯關中節　寅關下節

湯氏曰小兒初生變蒸未足血氣未定呼吸至數太過必辨虎口色脉方可察其病之的要者正謂此也男以左手觀之女以右手觀之凡脉紋從寅關起不

至卯關者易治若連於卯關者有病難治如寅關連卯關卯關侵過辰關者十難救一若脉紋小或短者有病不妨

仁齋曰虎口者叉手處也三關者第二指之三節是也除拇指第一指近虎口第一節爲初關一名風關第二節爲中關亦名氣關第三節爲末關亦名命關男以左手女以右手側看之驚風初得紋出虎口或在初關多是紅色傳至中關色赤而紫又傳過其色紫青病勢深重其色青黑青而紋亂者病沉重若見純黑危惡不治大抵紅者風熱重紫者驚熱青者驚

積青赤相半驚積風熱俱有主急驚風青而淡紫伸縮來去主慢驚風紫絲青絲或黑絲隱隱相雜似出不出主慢脾風凡指紋在初關者易治過中關者難治透末關者不治三關直透大抵不治然脉勢灣入裏者順病雖重而證順猶可用力若紋勢灣反出外駸駸靠於指甲者斷不可回其有三關紋如流珠流米三五點相連或形於面或形於身危惡尤甚

論小兒脉法

脉訣啓蒙曰凡診小兒脉當大指按三部一息六七至爲平八九至爲內熱弦脉爲風癇沉緩爲傷食促

急爲虛驚弦急爲氣不和沉細爲冷浮爲風大小不均爲鬼祟浮大數爲風熱伏結爲物聚單細爲疳勞風腸痛多喘嘔脉洪爲有虫浮而遲潮熱者爲胃寒也

脉經曰小兒四歲呼吸八至細數者吉又云呼吸八至者平九至者傷十至者困診小兒脉法多雀鬪要以三部脉爲主若急爲風癎沉者乳不消弦急爲客忤氣小兒是其日數應變蒸之時身熱而脉亂無汗不欲食乳輒吐哯者脉亂無苦也脉沉而數者骨間有熱欲以腹按清冷也寶鑑云小兒三歲以上五歲

以下五百七十六日變蒸畢乃成人血脉骨肉皆堅牢方可診候也蓋小兒純陽故脉息數促如大人爲不同也故病多見七表脉爲屬陽脉然也是以八裏脉多不經見爲屬陰脉耳當知此理

按半睟已上方可看虎口周睟已上看虎口兼以一指脉若五百七十六日變蒸滿足只與看一指脉以食指衮轉分取三部凡言三部者非寸關尺係小兒三部面看氣色爲一部虎口脉紋爲二部寸口一指脉爲三部也

診小兒脉證歌

小兒有病須憑脉一指三關定有息浮洪風盛熱多

驚虛冷沉遲實有積

小兒三歲至五歲呼吸須得八至看九至爲遲十至

困長短大小有邪干

小兒脉大多風熱沉細元因乳食結弦長多是肝膈

風緊數驚風四肢掣浮洪胃口如火燒沉緊腹中痛

不歇虛濡有氣又兼驚脉亂大小便中血四至洪來

若煩滿沉細腹中痛切切滑中露濕冷所傷弦急客

忤明分說

小兒乳後輒嘔逆更兼脉亂無憂慮弦急之時被氣

纏脉緩即是不消乳緊數細數亦少若虚濡邪風驚
風助痢下宣腸急痛時浮大之脉歸泉路
傷寒脉大最相宜腫滿浮洪病可醫微細心痛終是
順沉遲吐瀉必須危重攻緊滑皆知吉渴飲微沉勢
已衰驚搐浮洪多易治喘粗涎盛滑爲奇

小兒死證十五條

眼上赤脉下貫瞳人顖門腫起兼及作坑鼻乾黑燥
肚大青筋目多直視覩不轉睛指甲黑色忽作鴉聲
虚舌出口嚙齒咬人魚口氣急啼不作聲蚘虫既出
必是死形用藥速救十無一生

論小兒死脉證

小兒病困汗出如珠着身不流者死

小兒病其頭髮皆上逆者必死

小兒病而顖陷其口唇乾目皮反口中氣出冷手足四垂其卧如縛掌中冷皆不治

小兒中風熱喘鳴肩息脉緩則生急則死

小兒痢疾脉浮大而腹痛者必死

乳子病熱脉懸小手足溫則生寒則死

幼科類萃卷之三

初生門

小兒初生總論

千金論曰芽兒出腹骨肉未斂肌肉未成猶尚是血血凝則堅而成肌肉也又云如水上之泡草頭之露夫初生一臘之內天地八風之邪豈能速害良由在胎之時母失愛護或勞動氣血相干或坐卧飢飽相後飲酒食肉冷熱相制恐怖驚撲血脉相亂蘊毒于内損傷胎氣而降生之後故有胎熱胎寒胎肥胎怯胎驚胎黄諸證生焉外因浴洗拭口斷臍灸顖之不

得法或綳絕驚恐乳哺寒溫之乖其宜致令噤口臍風鎖肚不乳等證病患致此亦難救療坐視其斃良可哀憫故黃帝云吾不能察其幼小謂别是一家調理耳惟小兒臟腑嬌嫩血氣懦弱肌體不密精神未備而黃帝尤難之也而用藥者必明消息形候審定生死察病患之淺深知藥性之寒溫乃一世之良工也

初生諸證治法

胎熱者由兒在胎中毋多驚悸或因食熱毒之物降生之後兒多虛痰氣急喘滿眼閉目赤目胞浮腫神

因呵欠呢呢作聲遍體壯熱小便赤色大便不通時復驚煩此因胎中受熱或悞服溫劑致令熱蓄於內薰蒸胎氣故有此證若經久不治則鵞口重舌木舌赤紫丹瘤自此而生宜先以木通散煎與母服使入於乳令兒飲之通心氣解煩熱然後以四聖散溫洗兩目目閉進地黃膏凡有胎疾不可求速効當先令乳母服藥使藥過乳漸次解之百無一失若節以涼藥攻之必生他病乳母仍忌辛辣酒麪庶易得安不致反覆

胎寒者嬰兒初生百日內覺口冷腹痛身起寒栗時

發戰慄曲足握拳晝夜啼哭不已或口噤不開名曰
胎寒其證在胎時母因腹痛而致產經云胎寒多腹
痛亦有產婦喜啖甘肥生冷時果或胎前外感風寒
暑濕治以涼藥內傷胎氣則生後昏昏多睡間或哯
乳瀉白若不早治必成慢驚慢脾宜以當歸散定其
痛匀氣散調其氣白朮散養其胃氣白芍藥湯去其
寒濕乳母更宜忌口

胎肥者生下肌肉厚遍身血色紅滿月以後漸漸羸
瘦目白五心煩熱大便難時時生涎者是也浴體法
主之

胎怯者生下面無精光肌肉薄大便白水身無血色目無精采宜以浴體法主之

胎黄者生下遍體面目皆黄狀如金色身上壯熱大便不通小便如梔汁乳食不思啼哭不止此胎黄之候也皆因乳母受熱而傳於胎也凡有此證母子皆宜服地黄湯及地黄飲子有生下百日及半週不因病後身微黄者胃熱也若自生而身黄者胎疸也經云諸疸皆熱色深黄者是也犀角散主之若淡黄兼白者胃怯也白朮散主之

胎驚者以胎婦調適乖常飲酒嗜慾忿怒驚撲母有

所觸胎必感之或外挾風邪有傷於胎故子乘母氣生下即病也其候月内温壯翻眼握拳噤口咬牙身腰強直延潮嘔吐搐掣驚啼腮縮顖開或頰赤或面青眼合凡胎風眼合不可悞作慢脾妄用温藥其有搭眼噤口之類亦此一種之所發也視其眉間氣色赤而鮮碧者可治若黯青黑者不治虎口指紋曲入裏者可治反出外者不治先宜解散風邪利驚化痰調氣貼顖甚則以朱銀丸利之凡初生嬰兒難以用藥如遇此候急取猪乳細研牛黄射香各少許調抹入口中即愈矣

鎖肚者由胎中受熱熱毒壅盛結於肛門閉而不通無復滋潤所以如此至若第三日不通急令婦人以温水漱口吸咂兒前後心并臍下手足心共七處凡四五次仍以輕粉半錢蜜少許温水化開時時將少許服之以通爲度如更不通即是肛門内合當以物透而通之金簪爲上玉簪次之須刺入二寸許以蘇合香丸納入孔中糞出爲快也若肚腹膨脹不能乳食作呻吟聲至於一七難可望其生也

不乳者謂初出胞胎而不吮乳也嬰兒初出胎時其聲未發急以手拭其口令惡血淨盡不得下咽即無

他病若拭口不全惡穢入腹則令腹滿氣短不能吮
乳或產母取冷過度胎中受寒致令兒腹痛也宜用
茯苓丸及木香檳榔散治之
臍風者謂斷臍之後被水濕風冷所乘風濕之氣入
於臍而流入心脾遂令肚腹脹滿臍腫身體重着四
肢柔直日夜多啼不能吮乳甚則發為風搐若臍邊
青黑撮口不開是為內搐不治爪甲黑者即死其或
熱在胷堂伸縮努氣亦令臍腫宜千金龍膽湯主之
為妙
撮口者面目黃赤氣息喘急啼聲不出蓋由胎氣挾

熱藥風邪入臍流毒心脾之經故令舌強唇青聚口撮面飲乳有妨若口出白沫而四肢冷者不可救藥其或肚脹青筋吊腸卵疝內氣引痛皆腸胃鬱結不通致之治法貴乎疎利撮口最爲急候一臘之內見之尤甚以辰砂膏利之即愈

噤風者眼噤口閉啼聲漸小舌上聚肉如粟米狀吮乳不得口吐白沫大小便皆通自滿月一百二十日見此名曰犯風噤依法將護防於未然但有此證急看兒上齶有點子先以指甲輕輕刮破次服定命散辰砂全蝎散之類如口噤不開服諸藥不効者生南

星去皮臍研爲極細末龍腦少許合和用指蘸生薑汁於大牙根上擦之立開凡臍風撮口噤風三者雖異其受病之源則一也大抵裏氣鬱結壅閉不通並宜服淡豆豉汁與吮取下胎毒千金云小兒初生其氣高盛若有微患即須下之若不時下則成大疾難爲療矣紫霜丸量而與之

灸法

小兒初生三四日七日內口噤不吮乳多啼者是客風中於臍循流至心脾二經遂使舌強唇撮灸承漿一穴取法在唇稜下宛宛中是穴次灸頰車二穴各

七壯在耳下曲頰骨後是穴

胎疾諸方

治胎熱之劑

木通散　主小兒上膈熱小府閉諸瘡丹毒母子同服

木通　地黄　萹蓄各半兩　大黄　甘草

赤茯苓各三錢　瞿麥　滑石　山梔子

車前子　黄芩各二錢半

右水一鍾燈心三莖或入薄荷同煎

釀乳法　宜與乳母服

猪苓去黑皮　澤瀉　赤茯苓去皮　天花粉

茵陳　生甘草　生地黄　山梔去殼

右剉散用水煎食後令乳母捏去宿乳却服此藥

甘豆湯　治小兒胎熱

甘草一錢　黑豆二錢　淡竹葉

右㕮咀用水一鍾入燈心七莖煎不拘時候服

四聖散　主芽兒胎受熱毒生下兩目不開

燈心　黄連　秦皮　木賊

棗子各半兩

右水一鍾煎澄清去渣無時起洗兩目自開後服

地黃膏

地黃膏　治胎熱

山梔仁　菉豆粉各一兩半　粉草六錢

右爲末用生地黃爛杵一兩半和好蜜一兩半以薄瓦器盛在銅銚中煑成膏如稀糊相似候冷停分入前藥末同在乳鉢内再研勻芡實大每以半丸麥門冬湯化服

治胎寒之劑

當歸散　治芽兒胎中受寒面色青白腹痛泄瀉並宜服之

當歸　官桂去皮　川芎　白姜炮
香附子　木香　甘草各等分
右為末每服一字以乳汁調下日二服看大小加減服之

白芍藥湯　治胎寒腹痛乳母同服

白芍藥一錢半　澤瀉一錢　甘草三分　薄荷一分
右水一鍾姜三片鈎藤一錢如乳母服宜大劑

匀氣散

桔梗　陳皮一錢　砂仁　茴香各五分
白姜二分半　粉草四分

右爲末每服一字空心沸湯調服

參苓白术散

人參　茯苓　粉草　白术

白扁豆　山藥　砂仁　薏苡仁

桔梗各一錢　蓮子肉半錢

右爲末每服一字棗湯調服或溫米湯亦好

治胎肥胎怯之劑

浴體法

天麻二錢末　蝎梢去毒　朱砂半錢　白礬

青黛各三錢　射香一字　烏蛇肉三錢酒浸焙爲末

右同研匀每用三錢水三攊桃枝一握并葉同煎至十沸溫熱浴之勿浴背

治胎黄之劑

地黄湯

生地黄　赤芍藥　天花粉　赤茯苓去皮

川芎　當歸去蘆　猪苓　澤瀉

甘草　茵陳各等分

右剉散用水煎食前服

地黄飲子　治小兒生下滿身面目皆黄狀如金色或面赤身熱眼閉不開大便不通小便如梔子汁滿

身生瘡

生地黃　赤芍藥各二錢　羌活去芦　當歸去芦

甘草一錢

右爲極細末用燈心煎湯食前服乳母宜服

犀角散　治小兒胎黃一身盡黃

犀角　茵陳　瓜蔞根　升麻煨

甘草　龍胆草　生地黃　寒水石煅等分

右㕮咀用水煎不拘時候服

治胎驚之劑

太乙散　治芽兒胎驚

天漿子去殼微炒 南星 白附子各微炒 天麻
防風 茯苓各二錢 全蝎 朱砂各一錢
射香少許
右爲末每服半錢乳汁化下

參蝎散 治小兒胎驚定心神
天漿子 天竺黄 人參 朱砂
全蝎 天麻 蟬蛻等分 射香少許
右爲末煉蜜丸桐子大每服一丸金銀湯下

猪乳膏 治小兒諸驚胎癇
全蝎一箇焙 琥珀 朱砂少許

右爲末每服一字麥門冬煎湯調下

獨活湯　治胎驚發散風邪

羌活　獨活各一分　檳榔　天麻

麻黄去節　甘草各半分

右剉散每服半錢煎服於内加南星末蜜調下可

貼顖用

朱銀丸　治小兒胎風壯熱痰盛翻眼口禁取下胎

中藴受之毒亦治驚積但量與之

水銀一錢蒸棗肉研如泥　白附子一錢半　蝎一錢　南星一分

朱砂一錢　天漿子　蘆薈各半兩　牛黄各半兩

鉛霜半錢和水銀研　腦一字　射香少許

直姜蚕炒七箇

右為末煉蜜丸桐子大薄荷湯化下

治不乳之劑

茯苓丸

赤茯苓　川黃連去鬚　枳殼炒

右等分為末煉蜜丸桐子大每服一丸乳汁調下

治穢惡入腹令兒嘔吐不乳方

木香　乾姜生　茯苓　甘草

酸木瓜　丁香各等分

右粗末一捻水煎綿蘸滴與之

治臍風撮口噤風之劑

宜先用控痰散吐風痰次用益脾散和脾又用辰砂
膏利驚即愈或手足攣拳禁口不開者不治

控痰散

蝎尾　銅青各半錢　朱砂一錢　膩粉一字
射香少許

右為末每服一字臘茶清調下先吐風痰然後和
胃或有叚甘草方吐痰隨輕重用

辰砂膏

辰砂三錢 硼砂 馬牙硝各一錢五分

玄明粉二錢 全蝎 真珠末各一錢 射香一字

右為末和棗同好單包起自然成膏每服一字或一豆許治諸驚用金銀薄荷湯下潮熱甘草湯下月内嬰兒用乳汁調付奶上令吮下

撮風散 治小兒撮口

赤脚蜈蚣半條炙 鈎藤一分 朱砂 直姜蚕焙

全蝎梢各一錢 射香一字

右為末每服一字取竹瀝調下竹瀝解熱極好

立聖散 治小兒口噤

全蝎梢　乾蜘蛛一箇去足先以取竹火上炙取油一蛤殼許乃竹瀝也浸蜘蛛一宿炙令焦

右同末研極細入膩粉少許每一字用猪乳調時時滴入口中

安臍散　小兒斷臍便付之

瓜蒂　南星　白歛　赤小豆

右為末每三錢用芭蕉自然汁調付臍四邊

臍風鎖口方

金頭蜈蚣一箇　蝎梢五箇　直僵蚕七箇　瞿麥半錢

右為末每一字吹入鼻中啼則可用薄荷湯調下一字然後服千金龍胆湯朱銀丸

撮風散　治小兒撮口

赤脚蜈蚣半條炙　鈎藤一分　朱砂

直僵蚕焙　全蝎梢各一錢　射一字

右爲末每服一字取竹瀝調下

姜蚕方　一方防風五下

直姜蚕二枚去嘴略炒爲末調付唇口中

甘草方　治小兒撮口取吐

甘草一錢煎服令吐出痰涎即以猪乳點入口

中即差

蜈蚣方　治小兒口禁不開不能吮乳

赤脚蜈蚣半條去足炙令焦為末 射香少許

以猪乳和之盖猪乳能獨主小兒口噤不開

蜘蛛方 治小兒口噤不能吮乳

蜘蛛一枚去足及口炙令焦細研用猪乳一合

和為三服徐徐灌之神妙入射香治牙疳極好

牛涎方

取東行牛口沫塗小兒口及額上即效

變蒸

脉法

脉經曰小兒足其日數應變蒸之時身熱而脉亂汗不出不欲食輙吐哯者脉亂無苦也

變蒸論

全嬰方云初生小兒變蒸者以長血氣也變者上氣蒸者體熱巢氏病源曰自生之後每三十二日為一變再變為一蒸變畢即性情有異於前何者長生臟腑智意也人有三百六十五骨除手足中四十五碎骨外有三百二十數自生下骨一日十段而上之十

日百段三十二日計三百二十段爲一週遍凡小兒之病無有不因變蒸而得也而不熱不驚或無他病候是暗變者多矣此受胎氣壯實故也陳氏曰俗謂之牙生骨長譬如蚕之有眠龍之脱骨虎之轉爪皆此同類變生而長也其變蒸足乃生三十二齒而齒牙而不及三十二數由變不足其常也故變蒸蜕齒者如花之易苗年壯而視齒方明總五百七十六日大小變蒸足矣始乃成人血脉骨肉皆堅牢也每變輕則發熱微汗其狀似驚重則壯熱脉亂而數或吐或汗或煩啼躁渴輕者五日解重者八日解其候與

傷寒相若亦有變蒸之餘續感寒邪但變蒸蒸則耳冷上唇發泡狀如濁珠若寒邪傳之則寒邪反攻腹中作痛而啼叫之聲日夜不絕凡蒸於肝則目昏微赤蒸於肺則嚏嗽毛聳五臟六腑筋脉骨節循環一匝各有證候其陰陽水火之變與治法宜和平之劑古方以黑散子紫霜丸主之

按錢氏云一變腎二變膀胱三變心四變小腸五變肝六變膽七變肺八變大腸九變脾十變胃故稱水數一先腎也寶鑑云初變肝二變肺三變心四變脾五變腎二者所論皆五行顛倒相生者卻

逢相尅相尅者又逢相生大抵陰陽造化相生者順相尅者逆變蒸者是長養血氣滋榮五臟相生之法此理昭然相生者有母子之道相尅者有夫婦之義相生所以相繼相尅所以相治原夫胎者得水火既濟陰陽造化五行相治而成形故始於腎氣之初生也小兒變蒸者當血氣攻華陰陽升降從五臟相繼而成人故始於肝之初變也雖二家互說差殊各有所長宜詳審之

變蒸諸方

紫陽黑散　治小兒變蒸壯熱亦治傷寒發熱

麻黄二錢半去節　大黄一錢同剉炒令黑色爲末

杏仁去皮尖二錢半

右件同一處搗和並略燒存性再以杏仁研膏和之蜜器盛每服一豆許乳汁調和灌之

紫霜丸　疎利臟腑實熱

代赭石一兩燒醋淬以裂爲度　赤石脂七分

巴豆三十枚去心油用　杏仁五十箇

右代赭石赤石脂先搗末和杏仁巴豆擣二千杵若硬加蜜少許更擣丸如粟米大用蜜器盛取服二丸以乳汁送下如更有熱不泄明日再與二丸

此藥兼治驚積痰癖食癇溫壯諸疾

平和飲子　治嬰兒變蒸於三日後三日進一服可免百病百日內宜服

人參半錢去芦　白茯苓一錢去皮

甘草半錢炙　升麻二分煨

右㕮咀用水煎不以時候服稟受弱者加白朮一錢肥大壯實者不用

當歸散　治小兒變蒸有寒熱者

當歸二錢　木香　官桂辣者　甘草炙

人參各一錢

右剉散每服姜棗食前煎服

參香膏　治小兒變蒸潮熱

人參半錢去芦　杏仁半錢去皮尖

川升麻半錢煨　甘草二錢炙

右爲極細末百日已前每服一字用麥門冬去心煎湯食遠調服

調氣散　治小兒變蒸不乳多啼

木香　香附　厚朴製　人參

陳皮　藿香各一錢　甘草炙五分

右爲末每服二字姜棗煎服

幼科類萃卷之四

驚風門

脉法

脉訣啓蒙曰小兒脉促急爲虛驚○直指云浮數洪緊爲急驚○沉遲散緩爲慢驚○虎口脉紋青紫爲驚風○紅者風熱輕○赤者風熱盛○紫者驚熱○青者驚積○青紫相半驚積風熱俱有主急驚風○青而淡紫伸縮來去主慢驚風○紫絲青絲或黑絲隱隱相雜似出而不出主慢脾風○形勢灣入裏者順○出外者逆

急慢驚風總論　附慢脾風

閻孝忠曰小兒急慢驚風古無之惟曰陰陽癇而已所謂急慢者後世名之耳正如赤白痢之類是也直指方云急者屬陽陽盛而陰虧慢者屬陰陰盛而陽虧陽動而躁疾陰静而遲緩其始也皆因臟腑虛而得之虛能發熱熱則生風是以風生於肝痰生於脾驚出於心熱出於肺而心亦主熱驚風痰熱合為四證四證已具八候生焉凡搭眼摇頭張口出舌唇紅臉赤面青眼青瀉青太陽髮際印堂青筋三關虎口脉紋紅紫或青者皆驚風也大抵熱論虛實證别逆順

治有後先蓋實熱爲急驚虛熱爲慢驚慢驚本無熱所以發熱者虛使然耳急驚屬陽用藥以涼慢驚屬陰用藥以溫其不可以陰陽無別故曰熱論虛實者此也男搐左視左女搐右視右男眼上竄女眼下竄男握拇指出外女握拇指入裏男引手挽左直右曲女挽手右直左曲皆爲順反之則逆亦有先搐左而後雙搐者但搐順則無聲搐逆則有聲其指紋形勢灣入裏者順出外者逆出入相半者難痊故曰證別逆順者此也凡熱盛生驚驚盛生風風盛發搐治搐先於截風治風先於利驚治驚先於豁痰治痰先於

解熱其若四證俱有又當兼施並理一或有遺必生他證故曰治有先後者此也綱領如此若析急慢驚風而言之則暴烈為急驚沉重為慢驚而慢脾則又重而深矣

按驚者虛惕怔忡氣怯神散痰涎來去其瀉必青漸生風而未至驚風也大驚邪入心則面紅臉赤惕惕夜啼驚邪入肝則面目俱青眼青當竄視驚邪入腎則面黑惡叫嚙乳咬牙驚邪入肺則面白淡黃據脉視之虛則散而濡實則數而駛治法鎮驚化痰安神定志亦須究竟其臟受病之處而調治

之然所謂温驚有所謂利驚有所謂凉驚虚者和之熱者凉之是爲活法也

論治驚當分三因

錢氏曰小兒驚搐因傷風後得之口中氣出熱呵欠煩悶手足動揺當發散大青膏主之小兒本怯多此病也因傷食後得之身體温多睡或吐不思乳食而發搐當先定搐搐退白餅子下之後與安神丸主之惟瘡疹能發搐風火相争故也治當瀉心肝補其母

按小兒因傷風而得已上證者同大人傷風寒之類當辨有汗無汗陰陽二證用大青膏仲景小續

命之類關發則愈因傷食發搐謂不因他病忽然
而搐此因飲食過度致損脾胃故見多睡或吐不
思乳食脾胃既虛引肝風則發搐當先定其搐加
羌活防風煎下瀉青丸後用白餅子下其食漸漸
用調中丸異功散養其氣因斑疹而得之者蓋疹
爲脾虛所生脾虛而肝旺乘之木來勝土熱氣相
擊動於心神心喜爲熱神氣不安故也斑爲心所
生心主熱熱則生風風屬於肝二臟相搏故發搐
也宜瀉心肝補其母導赤散地黄丸主之

丹溪先生治急慢驚風大法

小兒驚風有二急驚屬痰熱宜涼瀉一云用降火下痰丸養血藥作湯下之慢驚屬脾虛所主多死宜溫補一云當養脾用朱砂安神丸清米湯下更於血藥中求之世以一藥通治之甚妄急驚風發熱口瘡手心伏熱痰嗽痰喘並用湧法重則用瓜蒂散輕則用赤小豆苦參末須用酸虀汁調服之候少定用通聖散蜜丸服之間以桑樹上桑牛陰乾爲末調服以平其風又以北薄荷葉寒水石各一兩青黛白姜蠶辰砂各一錢全蝎二枚猪牙皂角槐角各五分爲末燈心湯和乳汁灌之角弓反張目直視因驚而致宜南

星半夏入姜汁竹瀝灌之更灸印堂頻吐瀉將成慢驚用錢氏白术散加山藥扁豆炒肉豆蔻麵煨各一錢入姜一片煎服若慢驚已作加細辛天麻各一錢全蝎三箇去稍白附八分麵煨驚而瀉用參苓芍藥酒炒白术姜煎夏月加黃連生甘草竹葉服之

東垣先生治急慢驚風大法

外物驚宜鎮心黃連安神丸若氣動所驚宜寒水石安神丸大忌防風丸防風辛溫之藥必殺人何也辛散浮溫熱者火也能令母實助子之氣盛皆殺人也如因驚而瀉青色先鎮肝以朱砂之類勿用寒涼之

氣大禁凉驚丸風木旺必剋脾胃當先實其土後瀉
其木閻孝忠編集錢氏方以益黄補土悮矣其藥有
丁香辛熱助火火旺土愈虚矣青橘皮瀉肺金丁香
辛熱大瀉肺與大腸脾實當瀉子今脾胃虚反更瀉
子而助火重虚其土殺人無疑矣其風木旺證右關
脉洪大掌中熱腹皮熱豈可以助火瀉金如寒水來
乘脾土其病嘔吐腹痛瀉痢青白益黄散聖藥也今
立一方先瀉火補金大補其土是爲神治之法以黄
芪二錢人參一錢炙甘草五分加白芍藥一錢此四
味皆甘温能補元氣甘能瀉火内經云熱淫於内以

甘瀉之以酸收之白芍藥酸寒能瀉火酸味能瀉肝而大補肺金所補得金土之位金旺火虛風木何由而來剋土然後瀉風之邪夫益黄散理中丸養神之類皆治脾胃寒濕大盛神品之藥也若得脾胃中伏火勞役不足之證及服熱藥巴豆之類胃虛而成慢驚之證用之必傷人命夫慢驚風者皆由久瀉脾胃虛而生也錢氏以羌活膏療慢驚風悮矣脾虛者由火邪乘其土位故曰從後來者爲虛邪火旺能實其木木旺故來剋土當於心經中以甘溫補土之源更於脾土中瀉火以甘寒更於脾土中補金以酸涼

致脾土中金旺火衰風木自虛矣

急驚治法

錢氏曰小兒急驚因聞大聲或大驚而後發搐發過則如故此無陰也當下利驚丸主之此證本因熱生於心身熱面赤飲水口中氣熱大小便黃赤劇則發搐也蓋熱甚則風生風屬肝此陽盛陰虛也故利驚丸主之以除痰熱不可用巴豆及温藥太下之恐搐虛熱不消也小兒熱痰客於胃因聞聲非常則動而驚搐矣若熱極雖不聞聲亦自發搐錢氏云當其搐勢漸減時與鎮心治熱之劑一二服候驚稍定須臾

以藥下其痰熱心神安寧即愈潔古曰急驚陽證也俱腑受病耳小兒熱痰客於心肺是少陽相火旺經云熱極生風因聞大聲而作蓋謂東方震卦得火氣而發搐火本不動得風而動當用利驚丸導赤散瀉青丸地黃丸主之搐止服安神丸

慢驚治法

闞孝忠曰慢驚得於大病之後吐瀉之餘或誤取轉致脾胃虛損風邪乘之似搐而不甚搐名曰瘈瘲似睡而精神慢四肢與口中氣皆冷睡中露睛或胃痛而啼哭忽如鴉聲此證已危蓋脾胃虛損故也潔古

曰慢驚陰證也俱臟受病耳蓋小兒吐瀉病久脾胃虛損若不早治則成慢驚名曰瘈瘲似搐而不甚搐也因脾虛故大便不聚當去脾間風先以宣風散導之後用史君子丸益黃散則其痢自止既已失治則脾肺俱虛致被肝木所乘是為慢驚也當用溫補羌活膏主之

慢脾風治法

仁齋曰慢脾風之候面青額汗舌卷頭低眼合不開困睡中搖頭吐舌頻嘔腥臭禁口咬牙手足微搐而不收或身冷或身熱而四肢厥冷其脉沉微陰氣極

盛胃氣極虛十救一二蓋由慢驚之後吐瀉損脾病
傳已極總歸虛處惟脾所受故曰慢脾若逐風則無
風可逐若療驚則無驚可療但脾間涎痰虛熱往來
其眼合者脾困氣乏神志昏迷痰涎凝滯然耳世所
謂難療者是也然慢脾一名虛風凡小兒吐瀉之後
面色虛黃大熱虛損若因虛而發熱纔此隨得慢驚
脾風之疾方見搖頭斜視以手摸人昏困喜睡額上
汗出身亦粘汗其聲漸小而焦即是脾風之證不必
皆由慢驚傳次而至又當識之大要生胃回陽黑附
湯金液丹白丸子生附四君子湯可斟酌而用胃氣

漸復則異功散温平而調理之若其眼半開半閉手足不冷證尚慢驚則勿用回陽或已入慢脾而陽氣未甚脱者亦不可用硫黄附子凡服回陽湯劑手足漸煖者仍服醒脾散等繼其後以調之慢脾下痰輕者神保既濟丹慢驚慢脾逆惡候諸藥不効者如有太衝脉則取百會穴灸之此治慢脾風之大要然也

按劉氏云已上諸家所論殆盡證治之要大抵驚風主風木甲木屬陽腑病易治乙木屬陰臟病難治如大人驚恐即後洩蓋甲木尅戊土也況小兒五臟之氣未實神氣未完而自病乎證非病後及

吐瀉脾胃虛損得者中有夾火夾痰夾食病因不同風邪内陷有入腑入臟亦與外中風相似治此當本錢氏虛實補瀉之法則不致犯禁忌之悞藥有太過不及之失

驚風不治證

急驚眼睛翻轉口中出血兩足擺跳肚腹搐動或神緩而摸體尋衣或證驚而神昏氣促噴藥不下通關不嚏心中熱痛忽大叫者不治

慢驚四肢厥冷吐瀉咳嗽面黯神慘鴉聲胃痛兩脇動氣口生白瘡髮直搖頭眼青不轉涎鳴喘噬頭軟

大小不便不禁手足一邊牽引者皆爲不治
慢脾身冷粘汗直卧如尸喘嗽頭軟背直口禁摇頭
痰如牽鋸之聲面無潤澤之色縮唇氣粗者不治

驚風灸法

小兒急驚灸前頂二穴三壯取法在百會前一寸若
不愈灸兩眉心及鼻下人中一穴炷如小麥大
小兒慢驚灸尺澤穴各三壯在肘中横紋約上動脉
中炷如小麥大
小兒睡中驚掣灸足大指次指之端去爪甲如韭葉
許各一壯

小兒角弓反張身強灸鼻上入髮際三分三壯吹灸大椎下節間三壯
小兒睡中驚不合眼目灸屈肘后橫文中三分各一壯

驚風諸方

錢氏利驚丸　治小兒急驚風涎盛發熱漸搐

青黛　輕粉各一錢　牽牛半兩　天竺黃一錢

右爲末白糊丸如小豆大每一歲服一丸薄荷湯下

導赤散　治小兒內熱小便赤黃心燥聽語用此治急驚者瀉內火也

生地黃　木通去節　甘草

右剉散每服三錢水一盞竹葉三片煎服

瀉青丸　治脾熱搐搦脉洪實

當歸　龍胆草　川芎　山梔

大黃　羌活　防風

右等分蜜丸雞頭大每服一丸

地黃丸　瀉心肝用此補其母

熟地黃　山藥　山茱萸　澤瀉

牡丹皮　茯苓

右爲末煉蜜丸桐子大每服三丸温湯化下

安神丸　治小兒驚悸熱渴心悶脉實面紅頰青口燥

麥門冬　馬牙硝　白茯苓　山藥

寒水石各半两　朱砂一两　甘草半两　龍腦一字

右爲末煉蜜丸如雞頭大每服半丸沙糖水下

通關散　治小兒驚風搐搦關竅不通

南星炮一錢　射香一字　猪牙皂角一定

赤脚蜈蚣一條炙　姜蚕炒一錢

右爲末以手點姜汁蘸藥少許擦牙或用物引滴入藥兩三點涎自出口自開皂角略燒存性爲末

嚏驚散

半夏一錢　猪牙皂角半錢

右爲末用一豆許用管子吹入鼻立醒

人參羌活散　治小兒驚風熱盛涎潮牙關緊急

柴胡半兩　地骨皮去土　天麻酒炙　前胡各二錢半

人參　芎藭　獨活　枳殼炒

茯苓　羌活　桔梗各半兩　甘草三錢

右剉散每服三錢生姜薄荷煎湯服加蟬退治驚熱體硬加麻黄甘葛薏苡仁

定搐散　治小兒急驚定搐

赤脚蜈蚣大者一條酒浸炙　麻黄去節

南星炮　白附子　直殭蚕炒　羌活

代赭石醋煅淬七次　蝎稍　川姜黄各二錢

朱砂一錢

右為末每服一字荊芥紫蘇煎湯調下如搐不止

加烏蛇肉

定命丹　治小兒急驚天吊嘬口通利痰熱

全蝎七箇　天麻　南星炮　白附子各二錢半

朱砂　青黛　輕粉　射香各半錢

右為末粟米糊丸菉豆大每服一丸荊芥薄荷湯

調下先研半錢吹入鼻中

仁齋利驚丸　利驚下痰消痰

龍胆草　防風　青黛　蘆薈

南星炮　釣藤各二錢　朴硝　鉄粉各一錢

腦　射各少許

右爲末麵糊丸麻子大每服二丸煎金銀湯下

青金丸　治痰熱驚積

青黛　史君子　蘆薈　牛胆南星

川京墨各二錢膩粉　射半錢　腦一字

右爲末飛麵糊丸桐子大每服一丸薄荷湯調下

生氣散

丁香三字　白术　青皮各二錢甘草炙

木香　人參一錢

右爲末每服半錢沸湯點服或用和劑方調氣散亦可

參苓白朮散

人參　茯苓　甘草　白朮

白扁豆　山藥　砂仁　薏苡仁

桔梗各二兩

右爲末每服半錢棗湯調服或米湯亦好

定志丸　治小兒驚風已退神志未定以此調之

琥珀　茯神　人參　遠志姜製焙

白附子炮　天麻　門冬　酸棗仁

甘草炙各等分

右爲末煉蜜丸皂子大朱砂爲衣每服一丸薄荷湯調下

温胆湯　治小兒驚悸頑痰

半夏生製　枳實各二錢半　茯苓半兩　陳皮各一錢半

酸棗仁温酒浸去殼二錢半

右剉散每服一錢竹茹少許用姜棗煎服

保生丹　治小兒慢驚尚有陽證

全蝎十四箇全　白附子生　直姜蚕　牛胆南星

蟬蛻　琥珀　射半錢　防風

朱砂各一錢

右爲末粟米糊丸桐子大金箔爲衣每服一丸薄荷湯調下

温補羌活膏

羌活　川芎　人參　白附子

赤茯苓各半兩　天麻一兩　姜蠶炒　乾葛炒

白花蛇酒浸焙各一分　川附子炮　防風

麻黃各三錢　肉豆蔻　母丁香　藿香葉

沉香　木香各二錢　輕粉　真珠末

牛黃各一錢半　龍腦半字　射香一字　雄黃

辰砂少各二分已上七味各另研

右爲末熟蜜劑旋丸大豆大每服一二丸食前薄荷湯或麥門冬湯下

理中湯

人參　白朮　乾姜炮　甘草炒

右剉散每服二錢煎服

朮附湯　治小兒慢驚泄瀉身冷

白朮四兩　甘草二兩炙　附子一兩半炮去皮臍

右剉散每三錢水一盞半生姜五片棗一枚煎前溫服

調氣散　治小兒慢驚之後以此調之

木香　香附子　人參　陳皮

藿香　甘草各等分

右剉散每服二錢姜三片棗一枚水一盞温服

來復丹　治小兒驚風昏塞以二三丸薄荷湯研灌下得泄即愈驚風藥證用藥已効若覺未甚蘇省可與來復丹數丸酌量用

硝石一兩用硫黄爲末甆器内以微火炒用柳篦攪不可火太過恐傷藥力再研極細

太陰玄精石研飛一兩　五靈脂水澄過沙石晒乾二兩

青皮去白　陳皮去白各二兩　舶上硫黄透明者一兩

右爲末醋糊丸如菉豆大每服一二三丸空心米飲送下

王氏惺惺散　治小兒吐瀉脾弱内虚生驚

人參　茯苓　木香　天麻

扁豆　全蝎全炙　陳米炒各等分

右剉散每服二錢姜棗煎服

醒脾散　治小兒吐瀉脾困欲發驚搐

人參　全蝎　白附子　天麻

甘草炙　茯苓　石菖蒲　木香

蓮肉　白术

右爲末每服三字姜棗煎服有熱去木香驅風醒脾皆可用

星香全蝎散　治小兒慢驚風昏迷痰搐

木香　全蝎　人參　陳皮各一錢

甘草炙　有熱加防風

右剉散每服一錢入紫蘇姜棗煎服

烏蝎四君子湯

人參　白术　茯苓　甘草

川烏　全蝎等分

右爲末每服姜黄煎湯調下半錢再服去川烏

蘇合香丸

白术　青木香　烏犀屑　香附子炒去毛

朱砂研水飛　訶梨勒煨去皮　白檀香

安息香别爲末無灰酒一升熬膏　沉香

射香　丁香　蓽撥各二兩　龍腦

蘇合香油入安息香油內各一兩　薰陸香别研一兩

右爲末煉蜜和劑旋丸如桐子大每服一丸早朝

熱湯任下

青州白丸子

半夏白好者水浸洗過　川烏頭去皮臍半兩

南星三兩　白附子半兩

右搗羅爲末以生絹袋盛用井花水擺末出者更以手擦令出如有滓更研再入絹袋擺盡爲度放磁盆中晒夜露至曉棄水別用井花水攪又晒至來日早再換新水攪如此春五月夏三日秋七日冬十日去水晒乾候如玉片碎研以糯米粉煎粥丸如菉豆大初服五丸加至十九生姜湯不拘時候

礞石散

青礞石一兩另研　硇硝半兩一方用一兩同礞石入鍋子內用

炭火煆過通紅須硝盡為度藥冷如金色

右為末急驚風痰纏上身熱如火用生薄荷自然汁入蜜調微溫服之良久其藥自裹痰墜下隨大便過痰涎與藥夾和如稠涕膠粘乃藥之効也次服退熱驅風截驚等藥又方為末稀糊丸菉豆大每服二丸急驚薄荷荊芥湯下慢脾風用木香湯磨下慢驚慢脾虛風亦痰涎潮上塞住咽喉藥食俱不能入此藥以青州白丸子再研為末稀糊為丸入熟蜜湯調下其痰自墜入腹次服慢驚藥其痰過時一如前說不動臟腑不傷真氣但見藥雖

其稠涎略無糞出始知此藥神驗

宣風散

檳榔二個　甘草　橘紅各半兩

牽牛二兩半生半熟炒用

右爲末每服半錢蜜湯調下

史君子丸

史君子肉一兩　陳皮　厚朴各五錢半　姜製

右爲末煉蜜丸如皂子大三歲一丸二歲以下服

半丸米湯化下

益黃散

陳皮一两　丁香二錢　訶肉煨　青皮炒
甘草炙各半两
右剉散每服三錢水半盞煎服

黑附湯

附子三錢炮去皮　木香一錢半　甘草半錢　白附子一錢
右剉散每服三錢姜五片煎服若是手煖而熱省
即止

金液丹

舶上硫黄十两研細用磁合盛令八分水和赤石脂封縫塩泥固濟晒乾地上埋一
小罐子盛水滿安合子在上又以塩泥固濟以炭火煅三日三夜候冷取出為末

右以柳木槌乳鉢研極細每服二錢生薑湯下

生附四君子湯

右以四君子湯加生附子四分之一厥逆者對加每服一錢姜三片煎一匙送下

異功散

人參　茯苓　白术　甘草

橘紅　木香等分

右剉散每服二字姜棗煎一方無木香

幼科類萃卷之五

諸疳門

脉法

脉訣啓蒙曰小兒脉單細爲疳勞○虎口脉紋白色者爲疳

論疳之由

丹溪曰小兒臟腑嬌嫩飽則易傷乳哺飲食一或失常不爲疳者鮮矣皆因飲食不調甘肥無節而作也或嬰幼闕乳粥飯太早耗傷形氣則疳之根生延及歲月五疳病成錢氏曰疳皆脾胃耗傷亡津液之所

作也故小兒臟腑柔脆有疾不可痛擊大下必亡津液凡有可下宜量大小虛實而下之則不致為疳也但見目澁或生白膜唇赤身黃喜卧冷地愛食泥土瀉痢無常腹肚脹滿耳鼻生瘡頭髮作穗脚弱項小肌瘦飲水者皆其候也

論五疳

曾氏曰小兒疳證有五心肝脾肺腎是也其咬牙舒舌舌上生瘡愛飲冷水唇紅面赤喜伏眠於地名曰心疳目生眵淚髮際左臉多青或白睛微黃瀉痢夾水或如苔色名曰肝疳愛吃泥土冷物引飲無度身

面俱黃髮稀作穗頭大項小腹脹脚軟間或釀瀉肌瘦目慢晝涼夜熱不思乳食名曰脾疳鼻下黑爛手足枯細口有腥氣或作喘嗽右腮㿠白名曰肺疳兩耳内外生瘡脚如鶴膝頭縫不合或未能行牙齒生遲其縫臭爛傳作走馬疳之類名曰腎疳大抵疳之爲病皆因過飡飲食於脾家一臟有積不治傳之餘臟而成五疳之疾若脾家病去則餘臟皆安矣

按潔古曰疳者小兒病癖或久吐瀉醫者妄投過轉之藥小兒易爲虛實致令胃虛而亡津液内發虛熱外消肌肉一臟虛則諸臟皆弱其病目胞腫

腹肚脹滿利色無常漸加瘦瘠久不痊訶是腸胃有風積法當用宣風散導之後各依本臟補其母

疳證當分冷熱虛實

錢氏曰大抵疳病當辨冷熱肥瘦其初病者為肥熱疳久病者為冷瘦疳熱疳多在外鼻下臭爛自揉鼻頭上有瘡不着痂漸遶耳生瘡冷疳多在內目腫腹脹利色無常或沫青白漸至瘦削是也楊氏曰肝之受病皆虛使然耳熱者虛中之熱冷者虛中之冷治熱不可妄表過凉治冷不可峻溫過補况小兒易為虛實脾虛不受寒溫服寒則生冷服溫則生熱當識

此而勿誤

諸疳治法

凡熱疳以胡黃連丸冷疳以木香丸冷熱疳用通神丸主之疳在外耳鼻生瘡者以蘭香散諸瘡白粉散主之

心疳者由乳食不調心臟受熱所致也蓋其血氣未定乳哺有傷易生壅滯內有滯熱未得疏通故心神驚鬱而作驚疳之候外證身體壯熱臉赤唇紅口舌生瘡胷膈煩悶小便赤澁五心皆熱盜汗發渴嚙齒生驚是也宜以茯苓丸錢氏安神丸主之

肝疳者由乳食不調肝臟受熱所致也若乳母寒溫不調滋味不節或外感風寒內傷喜怒邪氣未散遂以乳兒多成風疳肝者眼之候伏熱痰涎壅滯以致肝風入眼赤腫翳生眵淚爛眶痛痒揉擦昏暗雀盲甚至經月合眼亦名疳眼外證搖頭揉目白膜遮精眼青淚多頭焦髮豎筋青腦熱甲痒筋攣燥渴汗多下痢瘡癬是也宜以天麻丸生熟地黃湯主之

脾疳者由乳食不節脾胃受傷所致也或乳母恣食生冷肥膩或乳兒過傷或飯後與乳致吐或乳多眠久則變為乳癖腹脇結塊亦為奶疳外證面黃身熱

肚大脚弱吐逆中滿乏力叫啼水穀不消泄下酸臭合面困睡減食吃泥是也宜以靈脂丸錢氏益黃散主之

肺疳者由乳食不調壅熱傷肺所致也肺主乎氣鼻乃肺所通其氣不和則風濕乘虛客於皮毛入於血脉故鼻下兩傍赤癢瘡濕名為鼻疳其瘡不痛汁所流處隨即生瘡亦名疳䘌外證咳嗽喘逆壯熱惡寒皮膚粟生鼻癢流涕咽喉不利頤爛吐紅氣脹毛焦泄痢頻併是也宜以清肺飲化䘌丸錢氏阿膠散主之

脊疳者由乳哺不調臟腑伏熱所致也凡甘味入於脾而動蟲蟲動則侵蝕腸胃則下痢肛爛濕𧏾多因疳傷久痢腸胃受濕得之外證腦熱肌削手足如氷寒熱時來滑泄肚痛口臭乾渴齒齦生瘡爪黑面黧身多瘡疥是也宜以地黄丸主之

蛔疳者由乳哺不調食肉太早臟腑傷積甜膩莫不化而爲蟲其證皺眉多啼嘔吐清沫腹中作痛肚大青筋唇口紫黑腸頭齒癢是也只有脊疳者乃蟲食脊膂身熱羸黄積中生熱煩渴下痢拍背如鼓鳴脊骨如鋸齒或十指皆瘡頻嚙指甲是也兼以下蟲丸

主之

丁奚哺露者皆因脾胃久虚不能剋化水穀以榮血氣故肌肉消鑠腎氣不足後為風冷所傷使柴骨枯露亦有胎中受毒臟腑少血故也若手足極細項小骨高尻削體瘦腹大臍突號哭胸高或生穀瘕是為丁奚若虚熱往來頭骨分開翻食吐蟲煩渴嘔噦是為哺露並以十全丹大蘆薈丸主之

癖痢者或因感受風寒暑濕冷熱不調停積宿滯水穀不聚頻下惡物是也癖瀉者毛乾唇白額上青紋肚腹脹鳴瀉下糟粕是也勿用熱藥止澁並以香蔻

丸木香丸主之

疳勞者潮熱往來五心煩熱手足心及胷前熱而發瘡盜汗骨蒸咳喘枯悴或渴而後瀉飲水惡食肚硬如石面色如銀斷不可治以黄芪湯鱉血煎主之疳腫者乃虚中有積其毒與氣交并故令腹肚緊脹由是脾胃受濕致令頭面脚手虚浮法當磨積調氣以褐丸子主之

無辜疳者腦後項邊有核如彈按之轉動軟而不疼久則肢體癰瘡便利膿血壯熱羸瘦頭露骨高是也古人有云澣濯兒衣露於簷下為此鳥落糞所污兒

著此衣感其惡氣遂成無辜之疾者此亦未必爲是正孟子所謂盡信書則不如無書也宜蚵皮丸主之

疳渴者乃臟腑有疳風氣加之或乳母恣食五辛酒麵炙煿使小兒心肺壅熱日則煩渴飲水乳食不進夜則渴止是名疳渴黃連丸主之

走馬疳者多因氣虛受寒及有宿滯留而不去積溫成熱虛熱之氣上蒸或食甜酸鹹膩之物而脾維喜甘積滯日久蘊熱上薰於口致齒焦黑爛間出清血血聚成膿膿臭成蟲侵蝕口齒甚至腮頰穿破乳食不便面色光浮氣喘熱作名曰走馬疳宜蘆薈丸主

之外用燒鹽散銅青散付之。若經久不愈傳於唇之
上下乃成崩砂證或齒落骨露飲食減少氣促痰鳴
必致危矣

疳證諸方

胡黃連丸　治小兒熱疳

胡黃連　川黃連各半兩　朱砂一錢半別研

右二連爲末和朱砂入猪胆内繫定虛懸於銚中
煑一飯久取出研蘆薈青黛各二錢半去漩蝦蟆
灰二錢射少許粳米飯丸麻子大每服十丸米飲
下

木香丸　治小兒冷疳及疳在内

木香　青黛　檳榔　肉豆蔻各一分

射香一錢半另研　續隨子一兩去油　蝦蟇二箇燒存性

右爲末蜜丸菉豆大每服三五丸至二十丸薄荷湯下食前服

通神丸　治小兒冷熱疳

胡黄連　川黄連各二錢　木香　蕪荑炒各一錢

丁香　肉豆蔻生　史君子焙肉各一錢

大蝦蟇一枚剉碎水煮爛研膏

右爲末膏和丸麻子大每服十丸米飲下

蘭香散　治小兒疳在外鼻下赤爛

蘭香葉菜名二錢燒灰　銅青半錢　輕粉一

右爲末令勻看大小乾貼之

茯神丸　治小兒心疳

茯神　芦薈　琥珀　川黄連淨

赤茯苓各二錢　釣藤皮　遠志肉姜製焙乾

蝦蟇灰各二錢　射少許　細節菖蒲一錢

右爲末粟米糊丸麻子大每服十丸薄荷湯下

天麻丸　治小兒肝疳風疳疳眼

青黛　川黄連　天麻　北五靈脂

川芎　夜明沙微炒　芦薈各一錢　龍胆草

防風　蟬殻去足各一錢半　全蝎二枚焙

射少許

右爲末猪胆汁浸糕丸麻子大每服十丸薄荷湯

下

生地黄湯　治小兒瘄眼

生乾地黄　熟地黄各一兩净　川芎

赤茯苓　枳殻製　杏仁水浸去皮　川黄連净

半夏曲　天麻　地骨皮　甘草炙各二錢半

右剉每服二錢姜三片黑豆十五粒水煎臨睡服

靈脂丸　治小兒脾疳食疳

北五靈脂　縮砂仁　白豆蔻仁　麥牙炒

蓬术煨　青皮去白　橘紅　史君子肉焙各二錢

蝦蟇炙焦三錢

右爲末糊丸麻子大每服十丸米飲下

化䘌丸　治小兒肺疳

蕪荑　芦薈　青黛　川芎

白芷梢　胡黄連　蝦蟇灰等分

右爲末糊丸麻子大每服十丸米飲下

地黄丸　治小兒腎疳

熟地黃淨四錢半　赤伏苓　山茱萸蒸取肉焙
牡丹皮　山藥焙　史君子略煨取肉各二錢
當歸　川芎　川練肉焙
右爲末煉蜜丸桐子大每服三丸空心溫湯化下
下虫丸　治小兒疳蛔諸虫
新白苦練根皮酒浸焙　木香
桃仁浸去皮焙　蕪荑焙　雞心檳榔各三錢
鶴虱炒一錢　輕粉半錢　乾蝦蟇炙焦三錢
史君子略煨取肉五十箇
右爲末糊丸麻子大每服十丸白湯下

香蔻丸　治小兒疳瀉

黃連三錢炒　肉豆蔻　木香　訶子煨

茯苓　縮砂仁各一錢

右爲末粳米飯爲丸麻子大每服十五丸生姜湯

下

厚朴香連丸　治小兒疳痢

黃連淨三錢　木香　紫厚朴製　縮砂仁

夜明沙隔紙炒各三錢　訶子肉炒一錢

右爲末粳米飯丸麻子大每服十五丸乾艾葉生

姜煎湯食前下

益黃散　治小兒脾疳泄瀉

陳橘皮一两　青橘皮　訶子肉　甘草炙各半两

右為粗末每服二錢水一盞煎至六分食前溫服

阿膠散　治小兒肺疳咳嗽

明阿膠一两半麵炒　黍粘子一分炒　馬兜令半两

甘草一錢炙　杏仁七箇去皮尖　糯米一兩

右水一盞煎食前服

銅青散　治小兒走馬疳口內生療牙根潰爛齒黑

欲脫或出紫血

白芷半两　牙硝一錢　銅青一分　射香一字

右爲末乾付口角及擦牙齒上甚妙

肥兒丸　治諸疳多因缺乳吃食太早或因病久臟腑胃虛虫動日漸羸瘦肚大青筋不能行立髮竪發熱無顏色

黃連　神曲各一兩炒　麥芽半兩炒　木香二錢半

檳榔二箇　肉豆蔻炮　史君子各半兩酒浸去皮

右爲末麵糊丸麻子大每服二十丸米飲下量歲數加減

蚵皮丸　治小兒無辜疳諸疳一服虛熱退二服渴止三服瀉痢住。

蟾蜍一枚夏月溝渠中取腹大者不跳不鳴其身多癩

右以取糞虫一杓置桶中以取浸之桶上要乾不與虫走却將蟾蜍頓在虫中任與虫食一日一夜次以新布袋包繫定置水中急處浸一宿取出瓦上焙爲末入射香一字摻飯爲丸麻子大每服二三十丸米飲下此丸累修合活人多矣無不効驗

十金丹 治小兒丁奚哺露

青皮 陳皮 莪朮煨 川芎

五靈脂 白豆蔻 檳榔 蘆薈各半兩

木香 史君子 蝦蟇各二錢炙

右爲末猪胆汁浸糕糊丸麻子大每服二十丸米飲下有熱薄荷湯下

鱉血煎 治小兒疳勞

蕪荑 柴胡 川芎各一兩 人參半兩
史君子二十枚 胡黃連 川黃連各二錢

右用鱉血一盏吳茱萸一兩拌和二黃連淹一宿次早炒乾去茱萸鱉血只用二連末和諸藥作末粟糊丸麻子大每服二十丸食前白湯送下

丹溪一方治小兒疳積或腹大用胡黃連去疳積一云去果子積阿魏去肉積酒浸宿各五分神曲炒去

食積黃連炒去熱積各二錢射香四粒猪胆丸麻子
大每服三十九白湯下一方有蘆薈
一方治小兒疳用黃連白朮山查各五錢胡黃連蘆
薈各三錢蕪荑一錢半神曲四錢爲末猪胆丸粟米
大白湯下
一富兒面黃善啖易飢非肉不食泄瀉一月脉大以
爲濕熱當脾困而食少今反形健而多食不渴此必
疳虫也大便果有虫令其治虫而愈至次年夏初復
瀉不痛而口乾予曰昔治虫不治疳也以去疳熱之
藥白朮湯下三日而愈後用白朮爲君芍藥爲臣川

芎陳皮黃連胡黃連入蘆薈爲丸白朮湯下禁肉與
甜瓜防再舉

諸疳灸法

小兒疳眼灸合谷二穴各一壯取法在手大指次指兩骨間陷中是穴

小兒疳痢脫肛體瘦渴飲形容憔悴諸般醫治不差灸尾翠骨上三寸骨陷間三壯岐伯云兼三伏内用桃枝柳枝煎水浴孩子午正時當日灸之後用清帛拭兼有似見疳蟲隨汗出也此法神効

小兒羸瘦飲食少進不生肌肉灸胃俞二穴各一壯

取法在十二椎下两傍各一寸半陷中是穴

幼科類萃卷之六

諸熱門

脉法

脉經曰小兒脉沉而數者骨間有熱欲以腹按清冷也○難經曰熱病之脉陰陽俱浮浮之而滑沉之散濇○脉訣啓蒙曰小兒脉八至九至爲發熱○浮大數爲風熱

論熱因諸臟所發

全嬰方論云凡人之熱必乘陽邪而發經云邪之所湊其氣必虛留而不去其病則實邪正分爭客搏於

皮膚或恍惚而啼叫或悶亂而喘粗其變多端或在
表或在裏或似實或似虛或半表而半裏或半實而
半虛蓋小兒氣禀純陽臟腑生熱陰陽氣變薰蒸於
外致令身熱也夫肝熱則兩眼赤痛流淚羞明或生
翳障心熱則口內生瘡小便赤腫淋瀝不通肺熱則
鼻衄不止大腑秘結脾熱則多涎沫口內長流心脾
熱則生重舌木舌胃熱則口作臭腎熱則耳聾或出
膿汁至於五臟蘊蓄風熱毒氣則令面赤如緋五心
煩熱四肢溫壯痰涎壅盛目澁多渴若上衝咽喉則
與氣血相搏結聚壅盛而成喉閉危在頃刻也內經

刺熱篇云脾熱病者左頰先赤心熱病者額上先赤肺熱病者鼻右赤肝熱病者頰先赤腎熱病者頤間先赤雖未發見赤色者刺之名曰治未病其五臟所主熱各不同是不可以槩論也大抵熱則生風風則生悸矣

論表虛熱

病機式要云有表而熱者謂之表熱無表而熱者謂之裏熱有暴發而爲熱者乃久不宣通而致也有服温藥而爲熱者有惡寒戰慄而熱者蓋諸熱之屬心火之象也治法小熱之氣凉以和之大熱之氣寒以

取之甚熱之氣則汗發之發之不盡則逆制之制之不盡求其屬以衰之苦者以治五臟五臟屬陰而居於內辛者以治六腑六腑屬陽而在於外故內者治之外者發之又宜養血益陰其熱不治而自愈也

辨論諸熱

楊氏曰小兒之病惟熱居多夫熱有潮熱驚熱夜熱餘熱食熱疳熱壯熱煩熱積熱風熱虛熱客熱癖熱寒熱血熱瘡疹熱十六者大同而小異熱之始發必有所因也其潮熱發歇有時驚熱顛叫恍惚夜熱夕發旦止餘熱寒邪未盡食熱肚腹先發疳熱骨蒸盜

汗壯熱一向不止煩熱心躁不安積熱煩赤口瘡風熱汗出身熱虛熱困倦少力客熱來去不定痰熱涎嗽飲水寒熱發如瘧狀血熱辰巳發熱瘡疹熱耳鼻尖冷諸證得之各有所歸其間或有三兩證交互者宜隨其輕重而處治之

諸熱治法

心熱者視其睡口中氣溫或合面卧及上竄搖頭咬牙瀉心湯主之肝熱手尋衣領及亂捻物瀉青丸主之壯熱飲水喘悶瀉白散主之

脾熱其熱在肌肉遇夜尤甚怠惰嗜卧身熱飲水四

肢不收瀉黄散主之
肺熱手掐眉目日西熱甚喘嗽寒熱壯熱飲水輕者瀉白散重者涼膈散主之
腎熱兩足不喜衣覆然此者臍之下皆腎之所主緣心氣下行於腎部也東垣滋腎地黄丸主之
潮熱因傷寒時疫觸變邪氣陰氣不足陽氣有餘陽邪暴傷則血氣凝滯不即流通壅逆無歸傳於足陽明之經遂生潮熱早晚兩度如潮水之應期也傷寒論云潮熱者實熱也當利大便脉實者大柴胡湯下之脉虚浮數者百解散汗之

驚熱者遍身發熱面青自汗心悸不寧脉數煩躁
叫恍惚以錢氏凉驚丸安神丸主之
夜熱者但夜間發熱是陰中有陽邪也以元戎四物
二連湯主之
餘熱者謂寒邪未盡傳驚之遺熱也仁齋曰傷寒汗
下後而熱又來乃表裏俱虛氣不歸元陽浮於外不
可再用凉藥蓋熱去則寒起古人戒之法當和胃氣
使陽氣收斂歸内其熱自止宜以參苓白术散主之
食熱者手心熱壯背先熱噯氣吐乳大便酸臭宜下
積丸主之

疳熱者形瘦多渴吃食不長肌肉骨蒸盗汗泄瀉無常肚大脚弱是也宜龍胆丸胡黃連丸芦薈丸之類

壯熱者一向不止由血氣壅實五臟生熱蒸鬱於内則眠卧不安精神恍惚薰發於外表裏俱熱煩燥喘麤甚則發驚癇也火府散通聖散主之

煩熱者心燥不安五心煩熱四肢温壯小便赤澁宜一粒金丹主之

積熱者頰赤口瘡下盛則腰腿壅腫表裏實則身熱便澁虛則汗下後仍熱也或内因酒麵煎煿熱藥峻補外因大爐火侵逼皆能生熱此内外蘊積之熱

非食積熱也宜三黃丸四順飲主之

風熱者汗出身熱呵欠面赤因其解脫風邪致令所傷客於皮毛入於臟腑則惡風發熱自涎多睡陽氣有餘身熱無汗陰氣有餘身寒有汗陰陽有餘無汗而寒素問曰汗出而身熱者風熱也消風散綠霞丸主之

虛熱者因傷寒及諸熱汗下之後餘去津太過氣血未調食飲勞傷致令虛熱其候困倦少力面色青白泄瀉多尿虛汗自出恍惚神慢噓氣軟弱又有久嗽久瀉久痢久血久瘧以致諸疾之後成者皆虛熱也

凡病久則血氣虛氣虛則發厥血虛則發熱氣血皆
虛則手足厥而身熱也宜以惺惺散四君子湯錢氏
白术散主之
客熱者爲陽邪干於心也心若受邪則熱形於額故
先起於頭面次而身熱恍惚多驚聞聲驚恐此良由
真氣虛而邪氣勝也邪氣既勝真氣與之交爭發渴
無時進退不定如客之往來故曰客熱導赤散黄連
瀉心湯主之
癖熱者涎嗽飲水由乳食不消伏結於中致成癖塊
也宜與白术散滋養津液以珎珠丸下其痰涎或以

裼九子磨之

寒熱者證如瘧狀陰陽相勝也先寒而後熱陽不足先熱而後寒陰不足寒多而熱少陰勝陽也熱多而寒少陽勝陰也寒熱相半陰陽交攻也寒熱隔日陰陽乍離也陽盛發熱陰盛發寒也其有頭疼汗出者有嘔吐不食者有增寒而飲水者有壯熱而飲湯者有筋骨疼痛者或瀉或秘或內寒而外熱或內熱而外寒又有寒而腹中痛熱而腹中鳴是有食積也治法因於食積者當用白餅子下之次行補助以錢氏白术散寒多熱少者小柴胡湯加桂熱多寒少者白虎

湯加桂寒熱相半者並用小柴胡湯主之
血熱者每日巳午間發熱遇夜則涼六合湯主之
疹熱耳鼻尖冷是也人參敗毒散升麻葛根湯參蘇
飲之類
按已上辯論諸熱證可謂詳悉全嬰方所云血熱
者巳午發熱遇夜則涼與東垣所謂夜則發熱晝
則明了不同然東垣所云血熱者指陰虛而生內
熱也夜則發熱晝則明了取其晝陽夜陰也鄭氏
所云血熱者指小兒血盛實而言也蓋謂巳午者
心火用事之時也心主血血氣行至巳午則陽氣

盛陽氣與正氣相搏故至期而發熱非其時者非

血熱也因二說不同故併録之

熱證諸方

導赤散　治小腸實熱

生地黄　木通　甘草各等分

右爲粗末入竹葉同煎

瀉心湯　治心熱

黄連一两

右爲末水調二三分大小與之

瀉青丸　治肝熱

當歸　龍膽草　川芎　山梔
大黃　羌活　防風
右爲末蜜丸雞頭大每服一丸或半丸
瀉白散　治肺熱
桑白皮　地骨皮各一兩　甘草五錢
右爲末每服二三錢
瀉黄散　治脾熱口臭咽乾
藿香七錢　山梔一兩　石膏半兩　甘草三兩
防風四兩
右爲末同蜜酒拌微炒香每服一錢

滋腎地黄丸　治腎熱

黄栢二錢　知母一錢　桂一分半

右爲末熟水丸桐子大每服二十丸至三十丸合

前百沸湯下

潮熱之劑

人參芎歸散　治小兒虚勞內熱潮熱或遍身瘡

北參　當歸　遠志浸取肉姜汁製焙

北前胡　柴胡　地骨皮　防風

北桔梗　枳殼製　半夏曲各一錢半　川芎

赤芍藥　茯苓　麥門冬去心各二錢　甘草焙三錢

右剉細每服二錢水小盞姜三片紫蘇葉三四葉發瘡者兼服猪肚黄連丸方見疳門別作小丸不惟治瘡治渴其發熱而脹者可與服二十丸

大柴胡湯 治小兒潮熱脉實者

柴胡 黄芩 芍藥 大黄

半夏 枳實 甘草等分

右水一鍾姜三片煎服

百解散 治小兒潮熱脉虚浮數用此微汗

乾葛二兩半 升麻 赤芍藥各二兩 黄芩一兩

麻黄七錢半 薄桂二錢半 甘草一兩半

右水一鍾姜三片葱一根煎
十味人參散　治潮熱身體倦怠
柴胡　甘草　人參　茯苓
半夏　白术　黄芩　當歸
芍藥　葛根
右㕮咀水一鍾姜三片煎服
驚熱之劑
凉驚丸　治小兒驚熱
大黄　黄連　防風　龍胆草
川芎　薄荷各等分

右爲末麵糊丸如黍米大青黛爲衣大小加減白
湯服

安神丸　治小兒驚熱

天門冬去心焙　牙硝　白茯苓　山藥
寒水石各五錢　硃砂三錢　甘草五錢　龍腦一字研
右爲末煉蜜丸如雞頭大每服一丸沙糖水化下

發驚之劑

元戎四物二連湯　治晝則明了夜則發熱

當歸　生地黃　白芍藥　川芎
黃連　胡黃連

右㕮咀水一鍾煎服

黃連地黃丸 治夜熱因傷寒後餘熱失解

黃連 川芎 赤茯苓 地黃

右剉散入燈心一捻水煎食遠服

治餘熱之劑

實脾散 治小兒餘熱不除

川芎 茯苓 甘草 白朮

右剉散用水煎食遠服

參苓白朮散 治胃氣收歛浮陽退餘熱

人參 茯苓 粉草 白朮

扁豆　山藥　砂仁　薏苡仁

桔梗各一两　蓮子肉半两

右為末每服半錢棗湯調飲或米湯亦可

治食熱之劑

紫霞丸

代赭石煅醋淬七次　赤石脂　杏仁五十箇

巴豆二十粒去皮心

右代赭石赤石脂先為末和杏仁巴豆同搗三十杵若硬加蜜少許更杵丸如粟米大用瓷器盛每取服二丸以乳汁送下

下積丸　治食熱

丁香　縮砂仁各十箇　史君子五箇焙　川巴豆

右爲末研細和匀爛飯丸麻子大每服三十丸橘

皮煎湯送下

疳熱之劑

龍胆丸　治疳熱

龍胆草　升麻　苦楝根焙　防風

赤茯苓　蘆薈　油髮灰各二錢　黄連

青黛焙乾

右爲末猪胆汁浸烝餅和丸麻子大每服二十丸

薄荷紫蘇炮湯送下

胡黃連丸　治熱疳

胡黃連　川黃連各半兩　朱砂一錢半另研

右二連為末和朱砂入猪胆内繫定虛懸於銚中煑一飯久取出研芦薈青黛乾各二錢半去淀蝦蟇灰二錢射少許粳米飯丸麻子大每服十丸米飲下

芦薈丸　治疳熱

芦薈　蕪荑　木香　青黛乾

檳榔　川黃連净各一分　蟬殼二十一枚

胡黄連半两 射少許

右為末猪胆二枚取汁浸糕丸麻子大每服二十丸米飲送下

鱉甲飲 治小兒骨蒸潮熱盜汗

鱉甲醋炙 地骨皮 秦艽 當歸

柴胡 枳壳 知母各等分

右㕮咀三歲一錢水半盞桃柳枝各三寸烏梅一箇煎三分服

壯熱之劑

地黄煎 治小兒壯熱煩心眠卧不安

生地黄汁一升 白沙蜜三合 酥三合 生門冬汁一合

火府丹 治小兒壯熱

生地黄 木通 甘草 黄芩

右水一鍾煎服

煩熱之劑

一粒金丹 治小兒五臟蘊熱胸膈煩悶五心煩熱

人參 犀角 玳瑁 琥珀

防風各一錢 茯苓 寒水石煆 甘草各一錢

龍腦 朱砂火飛各一錢

右為細末用粒米糊丸黄實大金箔為衣用麥門

冬去心煎湯送下　射半錢　金箔二十五片

柴苓湯　治小兒溫壯伏熱來去

柴胡三錢半　麦門冬去心　人參去苗　赤茯苓

甘草各二錢半　黄芩五錢

右剉散用水煎入小麦二十粒竹葉三片

絳雪丹　治小兒煩熱

芒硝一两　朱砂一两

右爲末飯丸雞頭大三歲一丸沙糖水化下

積熱之劑

梔子湯　治小兒積熱心臟小便赤腫口内生瘡

梔子仁　木通　當歸尾　白芷各三錢

防風　甘草各一錢

右爲細末麦門冬湯送下

三黃丸　解和小兒三焦積熱

黃連去毛　黃芩炒　大黃紙煨各等錢

右爲細末煉蜜丸如皂子大用白湯研化食前服

四順飲　治小兒臟腑蘊積實熱

當歸　大黃蒸二次　甘草生　赤芍藥各一錢

右㕮咀用水一鍾食前服

風熱之劑

消風散　治小兒鮮脫致令風邪客於皮毛入於臟腑則令惡風發熱胸膈痰涎目澁多睡

荊芥穗　甘草炙　川芎　羌活去芦

姜蚕去嘴　防風去芦　茯苓去皮　蟬蛻炒去土

藿香葉　人參去芦各一兩　厚朴去皮姜製炒

陳皮去白各二錢半

右爲細末用茶清或乳香煎湯調下不拘時服

綠霞散　治小兒風熱身如火炭發則多啼

栢葉半兩　全蝎　鬱金　姜蚕炒去嘴粉

雄黃各一分　南星姜汁製

生犀丸　解散風熱清心肺利咽喉

犀角　真硃　防風　羌活

天竺黄　茯神各三錢　大黄煨　甘草炙一錢

朱砂火飛一錢

右爲細末煉蜜丸如黄豆大用薄荷湯研化入麦門冬去心不拘時候服冬至立夏前宜服

清解散　治小兒感風發熱

北參　防風　天麻　北前胡

茯苓　北桔梗　枳殼　甘草各三錢

細辛　柴胡各一錢半　川芎三錢

右為末每一錢水一盞薄荷三葉煎服

虛熱之劑

惺惺散　治小兒虛熱

人參　桔梗　白茯苓　白朮

天花粉各一兩　細辛二錢　防風　川芎

南星生用二錢半　甘草七錢

右水一鍾姜三片薄荷三葉慢火煎

四君子湯

人參　白朮　茯苓　甘草

右水一鍾煎服

錢氏白术散

人參　白术　茯苓　木香

藿香　甘葛　甘草

右水一鍾煎服

客熱之劑

導赤散　瀉心湯二方見前心熱方内

癖熱之劑

白术散方見前

珠珠丸　褐丸子

寒熱之劑

小柴胡湯

人參　半夏　柴胡　甘草

黄芩

右水一鍾薑三片棗一枚煎服

白虎湯

石膏　粳米　知母

右水一鍾煎服

血熱之劑

六合湯　治小兒血熱每日巳午間發熱遇夜則涼

當歸　大黄　川芎　熟地黄

右爲末三歲一錢水半盞煎至三分無時服

猪胆丸　治小兒毎日半饍後發熱夜則身凉此血熱也

胡黃連二錢半　宣黃連　赤芍藥各半兩

右爲末猪胆汁和成劑入在胆中懸用漿水煮熱取出飯爲丸如豆大三歲三十丸米湯送下日二服無時

疹熱之劑

升麻葛根湯　治小兒瘡疹發熱

升麻　葛根　芍藥　甘草

右水一鍾薑三片煎服

參蘇飲　治小兒瘡疹發熱

人參　半夏　茯苓　甘草

桔梗　枳殼　甘葛　前胡

木香　紫蘇　陳皮

右水一鍾薑三片棗一枚煎服

瘧疾門

脉法

要略云瘧脉自弦弦數者多熱弦遲者多寒弦小緊者下之弦遲者可温之弦緊者可發汗浮大者可吐之弦數者風發也以飲食消息止之

脉經云瘧脉自弦微則爲虚代散則死

瘧論

内經曰夏傷於暑秋必痎瘧蓋傷之淺者近而暴傷之重者遠而爲痎瘧痎者久瘧也是知夏傷暑氣閉而

不能發泄於外邪氣內行至秋而爲瘧也良由乳母抱持解脫不避風寒又因觸冒暑湿致令邪氣客於皮膚痰飲積於臟腑陰陽偏勝邪正相攻而作往來寒熱也若陽盛則熱陰盛則寒先寒而後熱者陽不足也先熱而後寒者陰不足也寒多而熱少者陰勝陽也熱多而寒少者陽勝陰也寒熱相半陰陽交攻也寒熱相間陰陽乍離也大抵小兒皆自飲食上得之者爲多須用先與消道了然後隨其得病所由而調理之斯爲良法

治瘧大法

明醫雜著云瘧是風暑之邪有一日一發有二日一
發有三日一發有間一日連二日發有日與夜各發
有汗有無汗有上半日發或下半日發有發於夜者
治法邪從外入宜散發之然以扶胃氣爲本又須分
別陽分陰分而用藥邪瘧及暫發者可散可截虛瘧
及久者宜補氣血若過服截藥致傷脾胃則必延綿
不休凡熱多寒少無汗者桂枝麻黄各半湯有汗多
者柴胡桂枝湯汗多而渴者白虎加桂湯小便赤熱
多寒少者小柴胡湯寒多熱少者清脾湯養胃湯久
未止者鬼哭散止之熱多汗出爲瀉腹痛者六柴胡

下之久瘧不愈脇下結塊者木香丸鱉甲飲子調之甚則以神祐丸消之煩渴者五苓散有小兒瘧疾用藥退熱太早變作浮腫外腎腫大或食傷於脾胃浮者脾之外應也宜大腹皮湯草果飲之類治之

瘧疾灸法

小兒瘧疾灸大椎百會各隨年壯然百會在髮際上五寸

小兒久瘧不愈灸足大指次指外間陷中各一壯名内庭穴也

瘧疾諸方

桂枝麻黄各半湯

麻黄　甘草　官桂　芍藥

右水一盞煎服

柴胡桂枝湯

柴胡　官桂　黄芩　半夏

甘草　人參

右水一盞姜三片煎服

白虎加桂湯　治小兒瘧疾發渴

石羔　知母　甘草　桂枝

右水一盞粳米一撮煎服

小柴胡湯 治小兒瘧疾寒熱往來

人參　半夏　柴胡　黄芩

甘草

右剉散水一盞姜三片棗一枚煎服

清脾湯 治小兒瘧疾作浮腫兼有寒熱不退飲食

不進

白术　茯苓　厚朴　青皮

陳皮　半夏　大腹皮　檳榔

三稜　蓬术　木通　甘草

右剉散水一盞每服三錢姜煎

養胃湯　治外感風寒内傷生冷温中快脾能辟山嵐瘴氣寒瘧脾胃虚寒嘔逆惡心並宜服之

蒼朮　厚朴　半夏　藿香

草果　人參　茯苓　甘草

陳皮

右剉散每服三錢棗子一枚烏梅一箇煎食前熱服

鬼哭散　止瘧疾久不愈

常山　大腹皮　白茯苓　鱉甲醋炙

右剉散每服二錢桃柳枝各七寸同煎臨發特服略吐出涎此方只用常山茯苓甘草煎服亦効

大柴胡湯

柴胡　黄芩　甘草　半夏

枳實　芍藥

右剉散水一盞姜三片棗一枚煎服

鱉甲飲子　治瘧久不愈腹中結為癥瘕名曰瘧母

鱉甲醋炙　白术　黄芩　草果

檳榔　芎藭　橘紅　甘草

厚朴　白芍藥等分

右㕮咀水一盞姜三片棗一枚煎服

大腹皮湯　治小兒瘧疾用藥太早退熱變作浮腫

外腎腫大飲食不進宜服之

大腹皮　檳榔　三稜　蓬术各二錢

枳殼　蒼术各二兩　甘草三錢

右剉散每服三錢生薑皮蘿蔔子椒目同煎

草果散　治小兒瘧疾寒多熱少或遍身浮腫

厚朴　青皮　草果　藿香

半夏　甘草　丁香　神曲

良薑

右剉散每服三錢姜棗煎服

四獸飲　治五臟氣虛喜怒不節勞逸兼併致陰陽

相勝結聚痰飲與衛氣相搏發為瘧疾兼治瘴瘧

神効

半夏泡　人參　白朮　茯苓

草果　陳皮各一兩半　甘草二錢半

右剉散以烏梅棗子生姜各一枚煎每服三錢

幼科類萃卷之八

痢疾門

脉法

内經曰腸澼下血身熱則死寒則生腸澼下白沫脉沉則生浮則死仲景云下痢脉滑而數者有宿食也當下之脉訣云痢下宜腸急痛時浮大之脉歸泉路

赤白痢論

小兒八痢者乃飢飽勞役風驚暑溼因觸冒天地八風之邪而得故以命名也大抵多由脾胃不和飲食過度停積於脾胃不能尅化又爲風寒暑溼之氣干

之故為此疾傷熱則赤傷冷則白傷風則純下清血傷濕則下如豆汁冷熱交併赤白兼下若下迫後重裏急窘迫急痛者火性急速而能燥物故也或夏末秋初忽有暴寒折於盛熱無所發散客摶肌膚之中發於外則為瘧發於內則為痢內外俱發則為瘧痢凡痢久則令々腫滿下焦偏冷上焦熱結則為上實下虛若脾胃濕熱之毒薰蒸清道而上以致胃口閉塞而禁口之證又有一方一家之內上下傳染長幼相似是疫毒痢也當先推其歲運以平其外察其鬱結以調其內審其所傷別其虛實冷熱以治之條然明

白不致妄投也

諸痢大法

病機式要云後重則宜下腹痛則宜和身重則除湿脉弦則去風膿血稠粘以重劑竭之身冷自汗以毒藥温之風邪内縮宜汗之鴨溏爲痢當温之又云在外者發之在裏者下之在上者涌之在下者竭之身表熱者内疎之小便澁者分利之又曰盛者利之去者送之至者止之兵法曰避其銳氣擊其墮歸此之謂也秘藏云假令傷寒冷之物脹滿而傳飧泄者宜温熱之劑以消導之傷湿熱之物而成膿血者宜苦

寒之劑以内疎之風邪下陷者升舉之濕氣内勝者分利之裏急者下之後重者調之腹痛者和之洞瀉腸鳴無力不及拈衣其脉細而弱者温之膿血稠粘至圊而不能便其脉洪大而有力者寒之下之

按人之飲食過傷,洪食辛熱寒冷之物,皆能致傷腸胃。腸胃一傷,不能運化傳送,遂蓄停滯而爲痢。經曰:飲食不節,起居不時者,陰受之。陰受之則入五臟,䐜滿閉塞,不爲飧泄,久爲腸澼是也。治法當先化食毒,或可攻伐,然後隨寒熱温凉以調之。

論痢疾用熱藥之

原病式云或曰白痢既為熱何故服辛熱之藥亦有愈者耶蓋辛熱之藥能開發腸胃鬱結使氣液宣通流湿潤燥氣和而已蓋病微者可愈甚者鬱結不開其病轉加而死矣凡治熱甚吐瀉亦然夫治諸痢者莫若以辛苦寒藥治之或微加辛熱佐之則可蓋辛能發散開通鬱結苦能燥湿寒能勝熱使氣宣平而已如錢氏香連丸之類是也故治諸痢者黄連黄栢為君以其至苦大寒正主湿熱之病乃若世傳辛熱金石毒藥治諸吐瀉下痢或有愈者以其善開鬱結故也然雖亦有驗者或不中効反更加害

按治痢用辛苦寒之劑開鬱燥湿勝熱三法俱備世之用辛熱金石毒藥者誠非也然亦有久痢腸胃虛滑者亦當求責

痢疾不治證

凡小兒下痢如塵腐色者死○下如屋漏水者死○下痢日久大孔如竹筒者死○下痢如竹筒注水者死○又小兒赤白同下久而不禁小便赤澁腹痛發熱唇紅舌胎氣促心煩坐卧不安狂渴飲水穀道傾陷時復面容似粧飲食全不進者並不治

下痢灸法

黄帝云小兒疳痢脫肛體瘦渴飲形容憔悴諸醫治不差灸尾翠骨上三寸骨陷三壯岐伯曰兼三伏內用桃柳枝煎洗兒午時當日灸之後用青帛拭當有虫隨汗而出此神妙法也

小兒秋涼冷痢不止灸臍下二三寸間動脈中是穴各灸三壯

小兒脫肛瀉血每廁臟腑撮痛不可忍灸百會一穴三壯取法在頭中心陷者是穴又灸接脊一穴取法在十二椎下節間是穴

小兒脫肛瀉秋深不効灸龜尾穴一壯取法在脊端

竅胃也

痢疾諸方

小香連丸　治小兒冷熱腹痛利下水穀

木香　訶子肉各一分　黃連

右爲末飯丸菉豆大米飲下十丸至三四十丸頓服之

地榆散　治小兒赤痢因大腸停積熱毒得之或點滴鮮紅

地榆不拘多少

右爲末每服一錢米湯調下加黃連枳殼赤芍藥甘草一方去甘草加厚朴木瓜湯下

芍藥蘗皮湯　治小兒一切惡痢窘迫膿血

芍藥　黄栢各一兩　當歸　黄連各半兩

右爲末水丸菉豆大温水化下

胃風湯　治小兒風冷乘虚入客腸胃水穀不化泄瀉注下及腸胃湿毒下如豆汁或下瘀血日夜無度

人參　白朮　茯苓　芎藭

桂　當歸　芍藥

右粗末每服二錢入粟米數粒同煎食前服

敗毒散　治疫毒痢一方一家長幼相似者

前胡　柴胡　桔梗　甘草
芎藭　茯苓　羌活　獨活
人參　枳殼
右水一鍾姜三片棗一枚加陳皮陳米煎一服
百一選方　治小兒噤口痢
右蓮肉去殼留心碾爲末每服半錢陳米飲調下
此是毒氣上衝心肺借此以通心氣便覺思食
香脯　治小兒刮腸下痢噤口不食閉口合眼至重
者
精猪肉一兩劈薄片　膩粉

右将猪肉於炭火上慢炙旋鋪臓粉匀成脯每以少許與吃如未知吃且放鼻邊自然要吃此方治胃口有毒食之神効

小連丸　治小兒瀉痢赤白脾胃虚弱糟粕不聚腹脹不食時作陣痛煩渴身熱

黄連三两　乾姜炮一分　當歸

阿膠炒為珠煎成膏各一两半

右三味爲末以阿膠膏爲丸如小豆大三歲三十丸米湯化下食前

養臓湯　治小兒冷熱不調下痢赤白或如膿血魚

腦囊急後重臍腹絞痛脫肛遂下並皆治之

粟殼三錢蜜炒去蒂　人參　當歸

肉桂各一錢　訶子煨一錢　木香半錢　肉豆蔻煨

白朮一錢　芍藥半錢　甘草炙一錢

右剉散每服二錢水一盞煎溫服

幼科類萃卷之九

吐瀉門

脉法

内經云脉浮者霍亂○劉宗厚云霍亂脉來浮洪者可治○微而遲氣少不語者難治○脉訣云小兒乳後輙嘔逆更兼脉亂無憂慮

論小兒吐瀉有冷有熱

丹溪云霍亂之候起於倉卒多因夾食傷寒陰陽乖隔上吐下利而燥擾痛悶是其候也故偏陰則多寒偏陽則多熱曾氏云霍亂者吐亂者瀉有心痛而先吐

者有腹痛而先瀉者莫不由中焦而作上焦主納而不出中焦主腐水穀而生榮衛灌溉百骸下焦分別水穀主出而不納此三才成式日用常行之道故脾居中州胃爲水穀之海乳哺入胃脾能尅化然後水穀分其清濁傳變得宜則無吐瀉之患凡小兒上吐不止下瀉不停皆因六氣未完六淫易侵兼以調護失常乳食不節遂使脾胃虛弱清濁相干蘊作而然有先瀉而後吐者乃脾胃虛冷其候先瀉白水吐亦不多口氣緩而神色慢額前有汗六脉沉濡此爲冷也先吐而後瀉者乃脾胃有熱氣促唇紅吐來面赤

脉洪而数渴饮水浆此为热也冷热之分要须详审

论小儿吐泻宜暂断乳

郑氏云小儿吐泻因外伤风冷内伤乳食或儿啼未定气息未调以乳饲之气逆于上则停滞胸膈致令呕吐气逆于下则伤脾胃致令泄泻上下气逆吐泻俱作凡小儿只吐不泻者逆其吐必有痰发惊者十无一生若只泻不吐或吐泻俱发者日久不退亦变阴痫治之当暂断其乳轻者周时重者三日宜频与稀粥服药速效十全八九或者不信是言以小儿藉乳为命不肯暂断然乳固不可断也殊不知因乳所

傷得之者若再以所傷之乳乳之如抱薪救火藥何功之有其間有不斷服藥得安者蓋輕患也亦有因輕致重夭橫者多矣

按活幼心書云小兒吐瀉不止大要節乳徐徐用藥調治必安節者撙節之義一日但三次或五次每以乳時不可過飽其吐自減及間以稀粥投之亦能和胃屢見不明此理惟欲進藥以求速効動輒斷乳三四日致餧甚而胃虛啼聲不已反激他證蓋人以食為命孩非乳不活豈容全斷其乳然乳即血也血屬陰其性冷吐多胃弱故節之醫者

切須知此乳母亦宜服和氣血調脾胃等藥愚意不若兒大能食者全斷之待其平復兒小不能飲食者但節之可也

錢仲陽吐瀉治法

夏至後十日吐瀉身壯熱此熱也蓋小兒臟腑十分中九分熱也或因傷熱乳食不消瀉深黃色玉露散主之大暑節後吐瀉身温似熱臟腑中六分熱四分冷也嘔吐乳食不消瀉黃白色似渴或食乳或不食乳食前少服益黃散食後多服玉露散立秋後七日吐瀉身温臟腑中三分熱七分冷也不能食乳多睡

悶亂哽氣長出氣睡露睛唇白多噦欲大便不渴食前多服益黃散食後少服玉露散秋分後吐瀉身冷無陽也不能食乳乾噦瀉青水當補脾益黃散主之不可下也有因傷風吐瀉身溫乍凉乍熱睡多氣粗大便黃白色嘔吐乳食不消時咳嗽更有五臟兼見證當煎入君臣藥先用大青膏後服益黃散如先曾下或無下證慎不可下也此乃脾肺受寒不能入食也有因傷風吐瀉身熱多睡能食悶亂飲水不止吐痰大便黃水此爲胃虛熱渴吐瀉也當生胃中津液以止其渴止後用發散止渴多服白术散發散用大

青膏有因傷風吐瀉身涼吐沫瀉青白色悶亂不渴哽氣長出氣昏睡露睛此傷風荏苒經日輕怯因成吐瀉當補脾後發散補脾益黃散發散大青膏主之此二證多病多於春秋也

○又云凡瀉黃赤黑皆熱毒也豆蔻香連丸主之瀉青白穀不化者胃冷也理中丸主之吐瀉乳不化者傷食也消積丸下之吐瀉昏睡露睛者胃虛熱也白术散主之吐瀉昏睡不露睛者胃實熱也玉露散主之吐瀉乳不化者傷食也消積丸下之

按吐乳瀉黃是傷熱乳吐乳瀉青是傷冷乳皆當

下之詳夫此理乃逆奪之法也不若傷熱者用五苓散以導其逆傷冷者用理中湯以温其中則自然活潑潑地

諸吐治法

○小兒嘔吐難以槩舉有冷吐熱吐積吐傷乳吐朱奉議以半夏生姜爲主亦有食滯心肺之分而邪食不得下而反出者

○冷吐者乳片不消多吐而少出脉息沉微面白眼慢氣緩神昏額上汗出此因風寒入胃或食生冷或傷宿乳胃虛不納而出宜温胃去風寒除宿冷宜理

中湯定吐飲如諸藥不效者以參香飲治之
○熱吐者面赤唇紅吐次少而出多乳片消而色黃遍體熱甚或因暑氣在胃或食熱物精神不慢而多煩燥此熱吐也宜去桂五苓散及香薷飲治之
○積吐者眼胞浮面微黃足冷肚熱晝輕夜重兒大者脉沉緩此宿冷滯脾故吐黃酸水或有清痰脉實而滑爲食積所傷吐酸餿氣或宿食併出兒小哯乳不化者是也以烏犀散主之
○傷乳吐者才哺乳後即吐或少停而吐此因乳食無度脾氣弱不能運化故有此證譬如小器盛物滿

則溢更當節乳投三稜散治之

諸瀉治法

○泄瀉之源有寒瀉熱瀉傷食瀉暑瀉種種不同各分于後

○寒瀉者乃寒氣在腹攻刺作痛洞下清水腹內雷鳴米飲不下宜理中湯如四肢厥冷寒極者加附子官桂之類

○熱瀉者糞色赤黄肛門焦痛小便不利心煩口燥食乳必粗宜五苓散吞下香連丸

○傷食瀉者因飲食過多有傷脾氣遂成泄瀉故大

便不聚臭如敗卵宜理中湯加砂仁半錢或下積丸
有因傷麵而瀉者養胃湯加蘿蔔子炒研半錢痛者
更加木香三分瀉甚者去藿香加炮姜三分
暑瀉者因中暑熱宜胃苓湯或五苓散加車前子末
少許甚効或六和湯亦好

吐瀉不治證

○小兒瀉不定精神好者脾敗也○吐瀉唇深紅者
內熱故也不退必死○面黑氣喘者不治○大渴不
定止之又渴腎敗也○遺瀉不覺者死

吐瀉灸法

○小兒嘔吐奶汁灸中庭一穴一壯取法在亶中穴下一寸陷中是穴

○小兒霍亂已死腹中有煖氣者塩納臍中灸七壯

吐瀉諸方

玉露散　治小兒傷熱吐瀉黃色

石膏　寒水石各半兩　甘草生一錢

右同爲末每服一字或半錢食後溫湯調下

益黃散　治吐瀉脾虛冷

陳皮　青皮　訶子肉

甘草炙各五錢　丁香二錢

右爲末每服二錢水一盞煎六分食前温服

大青膏 治小兒傷風吐瀉身温涼熱

天麻 青黛各一錢 白附子 蝎尾去毒

朱砂 烏稍蛇肉酒浸焙乾 天竺黄

射香各一字

右同研細生蜜和丸成膏每服半皂子大至一皂子大月中兒粳米大薄荷湯化下

白术散

人參 白术 藿香 木香

乾葛 茯苓 甘草

右水一鍾生姜三片煎服

豆蔻香連丸　治泄瀉不拘寒熱赤白陰陽不調腹痛腸鳴立可

黄連三分　肉豆蔻　南木香各一錢

右爲末粟米飯丸菉豆大每黍米大每服十丸至二三十丸食前米飲下日夜各四五服

理中丸　治吐利不止米穀不化手足厥冷

人參　白术　乾姜　甘草炙各等分

右爲末麵糊爲丸菉豆大每服十丸米飲下或一二十丸不拘時候

消積丸　治小兒吐瀉大便酸臭

丁香九箇　砂仁十二箇　巴豆二箇　烏梅肉二箇

右爲末麵糊丸菉豆大溫水送下

參香散　治小兒胃虛作吐投諸藥不止

人參　沉香　丁香　藿香

木香各二錢半

五苓散　治小兒霍亂吐瀉躁渴飲水小便不利

猪苓　澤瀉　官桂　赤茯苓

白朮各三錢

香薷飲　治主夏秋臟腑冷熱不調飲食不節吐痢

心腹疼痛發熱煩悶

香薷三两 白扁豆 厚朴各一两半 生甘草一两

右剉每服二錢水一盏煎服

烏犀丸 治諸積滞夾驚夾風溫胃調脾進飲食吐逆有酸餿氣

烏犀即皂莢一寸長煨灰中見清烟起為度收出地上瓦盆盖定存性用七分

硫黃 白姜蚕炙三錢半 陳皮

川烏各七錢 巴豆七十七粒存油

右硫黃一味先入研細除巴豆外餘四味同焙為末仍以巴豆薄切在乳鉢内極細杵再同前藥末

杵勻用粳米飯包如粽子大一大箇小瓦瓶盛水熟煮候冷取出在沙鉢中爛杵細布兜緊捻出如稠糊安在別器內以藥末停分同杵細軟丸粟殼大取諸積每十五丸或二十一丸至三十三丸並用淡姜湯泡冷飯取汁小盞五更初空心送下通利三五行以勻氣散止補治積吐有酸醙氣每服三丸至五丸用淡姜湯入米醋少許候溫空心投下

三稜散　治小兒脉白久而成癖此藥實脾土消食化積

三稜　蓬朮　益智仁　甘草
神曲炒　麦芽炒　陳皮各半两
右水一鍾姜三片煎服痰嗽加製半夏口腥氣入
塩煎調理諸痰加棗子煎

治中湯

人參　白朮　乾姜　甘草
橘皮
右水一盞温服

養胃湯

人參　半夏　陳皮　甘草　茯苓

蒼朮　厚朴　藿香　草果等分

右水一盞生姜三片棗一枚煎溫服

六和湯

砂仁　半夏　杏仁　人參　甘草炙各一兩

赤茯苓　藿香　扁豆炒　木瓜各二兩

右爲末每服三錢水一盞生姜三片棗一枚煎食

前溫服

胃苓湯

猪苓　澤瀉　白朮　茯苓　蒼朮

厚朴　甘草　陳皮　官桂

右水一盏生姜三片煎服

定吐飲　治吐逆投諸藥不止用此神効

半夏二两　生姜二两　桂三钱

右生姜切作小方塊如菉豆大同半夏和匀入小鐺内慢火順手炒令香熟帶乾方下桂再炒匀微有香氣以皮紙攤成地上出火毒候冷略播去黑焦末每服二錢水一盏姜二片煎服

幼科類萃卷之十

咳嗽門

脉法

脉經曰關上脉微爲欬○脉浮緩者爲傷風○脉緊者肺寒欬○脉浮直者生○浮軟者生

論咳嗽所因

内經曰五臟六腑皆令人欬。非獨肺也。皮毛者肺之合也。皮毛先受邪氣。邪氣從其令也。五臟之欬久乃移於六腑。又病機式要云欬謂無痰而有聲。肺氣傷而不清也。嗽謂無聲而有痰。脾濕動而爲痰也。欬嗽謂有聲有痰也因傷肺氣動於脾濕故咳而嗽也又生氣通天論云秋傷於濕冬必欬嗽大抵素秋之氣宜清而肅反動之則氣上衝而爲咳嗽甚則動於脾濕而爲痰也蓋風乘肺者日夜無度汗出頭痛痰涎不利熱乘肺者急喘而嗽面赤潮熱手足寒冷小兒多有之火乘肺者欬嗽上壅涕唾出血甚者七竅血溢燥乘肺者氣壅不利百節內痛頭面汗出寒熱往來皮膚乾燥細瘡燥痒大便秘澁涕唾稠粘痰乘肺者或因形寒飲冷冬月坐卧濕地或冷風春秋之氣或因外感夏是火氣炎上最重秋是濕熱傷肺冬

是風寒外來也宜各隨其證而治之

咳嗽治法

錢氏曰嗽者肺感微寒八九月肺氣大旺病嗽者其病必實非久病也其證面赤痰盛身熱法當以葶藶丸下之若久者不可下也十一十二月嗽者傷風嗽也風從背脊第三椎肺俞穴入也以麻黄湯汗之有熱證面赤便水涎熱咽喉不利者甘桔湯治之若五七日之間其身熱痰盛唾稠粘者以褊銀丸下之有肺盛者咳而後喘面腫欲飲水者有不飲水者其身即熱以瀉白散瀉之若傷寒咳嗽五七日無熱證

而但嗽者亦葶藶丸主之後用化痰藥而肺虛者咳而哽氣時時長出氣喉中有聲此久病也以阿膠散補之痰盛者先實脾後以褊銀丸下之涎退即補肺如上法有嗽而吐水或青綠水者以百祥丸下之有嗽而吐痰涎乳食者以白餅子下之有嗽而痰咳膿血者乃肺熱食後服甘桔湯久嗽者肺亡津液阿膠散補之咳而痰實不甚喘而面赤時飲水者褊銀丸下之治嗽大法盛即下之久則補之更量虛實以意增減

咳嗽灸法

小兒咳嗽久不差灸肺俞五壯在第三椎下兩傍各一寸半

咳嗽諸方

阿膠散　治小兒久嗽無津液

明阿膠一两半麵炒　黍粘子一分炒　馬兜鈴半两

甘草一钱　杏仁七箇去皮　糯米一两

右爲末每服一字或一錢水一盞煎六分食後温服

瀉白散　治咳嗽而後喘面赤身熱

桑白皮炒黄一两　甘草炒半两　地骨皮去土一两

右件每服一二錢水一盞入糯米百粒同煎温服

甘桔湯　治涎熱咽喉不利

甘草二两　桔梗二两

右為末每服二大錢水一盞入阿膠半錢炒過煎

温服

白餅子　治腹中有癖但飲乳嗽而吐痰涎

滑石　輕粉　半夏　南星各一錢

巴豆二十四箇去皮水一升煎水盡爲度

右研勻巴豆後入衆藥以糯米飯爲丸菉豆大捏

作餅子三歲已上五餅子以下三餅子煎葱白湯

下臨卧服

褊銀丸　治風涎膈實上熱及乳食不消腹脹痰喘

等疾

巴豆去皮心油　水銀各半两　好墨八錢火燒醋淬

黑鉛二錢半同水銀結沙子　射香半錢研

右將巴豆黑鉛研勻和入砂子射香陳米糊丸菉豆大捻褊一歲一丸五歲巳上五六丸薄荷湯放冷送下不得化破更量虛實增減食後服

百部丸　治小兒肺寒壅嗽微喘

百部　麻黃各三錢　杏仁四十箇去皮尖以水略煮

右和勻熟蜜丸皂子大溫水下二三丸

葶藶丸　治乳食衝脾傷風咳嗽面赤身熱痰盛喘

促者

甜葶藶去土炒　黑牽牛炒　杏仁去皮尖炒黃另研

漢防已各一兩

右爲末入杏膏蒸陳棗肉和擣爲劑丸如麻子大每服五丸至七九淡生姜湯下乳食後或臨卧服量兒加減

幼科類萃卷之十一

瘢疹門

論瘢之由

潔古云瘢疹之病其爲證各異瘡焮腫於外者屬少陽相火也謂之瘢小紅靨行皮膚之中不出者屬少陰君火也謂之疹凡顯瘢證若自吐瀉者慎勿亂治而多吉謂毒氣上下皆出也瘢疹並出小兒難禁是以別生他證也首尾不可下大抵安裏之藥多發表之藥少秘則漸疏令邪氣不壅併而能作番次使兒易禁也身溫煖者順身凉者逆略例云傷風陽證發

癍有四惟温毒發癍至重癍癍如錦文或發之面部
或發之背部或發之四表紅赤者爲胃熱也紫黑者
爲胃爛也一則下之早一則下之晚乃外感熱者發
癍也陰證發癍多出背胸或出手足亦稀少而水紅
若作熱證投之凉藥大誤矣此無根失守之火聚於
胸背中上獨薰肺傳於皮膚而爲癍點但如蚊蚋蚤虱
所咬形狀而非錦文也陳無擇云世醫論癮疹無不
謂是皮膚風熱既分冷熱冷熱即寒暑之證又有因
浴起湊風冷而得之者豈非濕也則知四氣備矣經
分諸瘡實熱則痛虛寒則痒又陽明主肌肉屬胃與

大腸亦有冷熱分痛痒不可不審世人呼白者爲婆膜赤者爲血風名義混殽當以理曉察

癍疹治法

陳無擇云傷寒癍者蓋不當下而下之熱則乘虛入胃當下而失下則胃熱不得泄二者皆純發癍其狀錦紋赤者易治黑者難治蓋熱毒入胃深也如溫毒發癍當服玄參升麻白虎等藥主之陰證發癍宜調中溫胃加以茴香芍藥以大建中之類其火自下其癍自退可謂治本而不治標也疹屬熱與痰在肺宜清肺火降痰或解散出汗亦有可下者癮疹多屬脾

隱隱然在皮膚之間故言隱疹也發而多痒或不仁者是兼風兼湿之殊色紅者兼火化也亦有內中寒而發癍者按略例云完顏小將軍病寒熱間作有癍三五點鼻中微血出兩手脉沉濇胸膈四肢按之殊無大熱此內傷寒也問之因暑月臥殿角傷風又渴飲水酪冰此外感者輕內傷者重從內病俱為陰也故先癍衄後顯內陰寒熱間作脾寒有之非往來少陽之寒熱也與調中湯數服而愈

按癍疹固有陰陽輕重之現證矣陽證大率用托裏清熱化癍涼血陰證止用補中温胃其癍自消

病體自症非若瘡成膿胞也雖輕重俱從火化大抵急則治標緩則治本

癍病諸方

元戎葛根湯　治癍在肌膚冬溫始發肌中癍爛欬而心悶但嘔清汁

葛根　橘皮　杏仁　知母

黃芩　甘草　麻黃

右等分水一盞煎六分溫服

陽毒升麻湯　治癍在面傷寒一二日或吐下後變成陽毒腰背痛煩悶不安面赤狂言見鬼下痢脈

浮大咽痛

升麻五錢　犀角　射干　黄芩

人參　甘草各二錢半

右㕮咀水煎取半盞刻許再進温覆手足得汗出

即解

玄參湯　治癍在身汗吐後毒不散表虚裏實發於

外甚則煩燥譫語

玄參　升麻　甘草等分水煎温服

陽毒梔子湯　治小兒傷寒壯熱百節疼痛而發癍

升麻　梔子仁　黄芩　芍藥

石膏　知母　杏仁　柴胡

甘草

右粗末每服三錢入姜三片豉五十粒煎服

消毒犀角飲子　治小兒癍及癮疹

牛蒡子六錢　荊芥　防風各三錢　甘草

右㕮咀水煎服

解毒防風湯　治癍及癮疹痒痛

防風半兩　地骨皮　黄芩　芍藥

荊芥　枳殼　牛蒡子各三錢

右爲粗末每服二錢水煎服

陰毒升麻鱉甲湯　治小兒陰疰

升麻　當歸　甘草　蜀椒

鱉甲　雄黃

右爲末每服三錢水煎服

三因加味羗活散　治小兒感四時所傳肌膚發爲

癮疹

羗活　前胡　人參　桔梗

甘草　枳殼　川芎　天麻

茯苓　蟬蛻　薄荷等分

右㕮咀搗爲末每服三大錢姜三片煎服

調中湯　治內傷外感而發陰瘢

蒼术一錢半　陳皮一錢　砂仁　藿香

芍藥炒　甘草　桔梗　半夏

白芷　羌活　枳殼各一錢　川芎半錢

麻黄　桂枝

右㕮咀姜三片水煎服

化瘢湯　治小兒傷寒汗吐下後瘢發脉虚

白虎湯加人參守真類萃再加白术

右㕮咀時時煎服之

當歸丸　治小兒傷寒瘢見無大熱脉虚秘悶

當歸半兩　甘草一分　黃連　大黃各二錢半

右先將當歸熬膏子入藥末三味爲丸漸加至利爲度

黑膏　治小兒溫毒發斑

生地黃半斤　好豉一斤

右二味以豬膏二斤合煎之至濃汁用雄黃麝香如大豆大内中攪和每服用彈子大湯化服未效再服之

水腫門

脉法

脉經云水病脉洪大者可治○微細者不可治○水病脹閉其脉浮大軟者生○沉細虛小者死○水病脹大如鼓實者生虛者死

論水腫

錢氏曰腎熱傳於膀胱熱盛逆於脾胃脾虛而不能制腎水反尅土脾隨水行脾主四肢故流走而身面皆腫也若大喘者重也何以然腎水勝而尅退脾土

上勝心火又勝肺肺爲心剋故喘或問心刑肺本見虚今何喘實曰此有二一者肺大喘此五藏逆一者腎水氣上行傍侵於肺故令大喘也此皆爲難治丹溪云惟腎虚不能行水脾虚不能制水胃與脾合又胃爲水穀之海因虚而不能傳化焉而腎水泛濫反得以浸漬脾土於是三焦停滯經絡壅塞水滲於皮膚注於肌肉而發腫也其狀目胞上下微起肢體重者喘咳怔忡股間清冷小便澁黄皮薄而光手按成窟舉手即滿是也古方有十種論證以短氣不得卧爲心水兩脇緊痛爲肝水大便鴨溏爲肺水四肢苦

重爲脾水腹痛足冷爲腎水口苦咽乾爲胆水下虛上實爲大腸水腹急肢瘦爲膀胱水小便閉泄爲胃水小腹急滿爲小腸水諸家只知治湿多利小便之說執此一途用諸去水之藥往往多死殊不知脾極虛損雖劫目前水氣復來縮手待斃矣

按内經云腎者至陰也至陰者腎水也肺者太陰也少陰者冬脉也故其本在腎其末在肺皆積水也帝曰何以能聚水而生病岐伯曰腎者胃之關也關閉不利故聚水而從其類也上下溢於皮膚故腹腫大復上爲喘喘不得卧者標本俱病也故

肺為喘呼腎為水腫肺為逆不得卧下焦溢為水肺移寒於腎名曰涌水故諸有水者微腫先見於目下也

水腫治法

丹溪云水之為病不一賈洛陽以病腫不治必為痼疾雖有扁鵲亦莫能為則知腫之危惡非他病比也治水大法宜補中行濕利小便凡有熱者水氣在表可汗身無熱者水氣在裏宜下腰已下腫宜利小便腰已上腫宜發汗此仲景之要法也若遍身腫煩渴小便赤澁大便閉結此屬陽水先五皮散次四磨飲

加生枳殼重則疎鑿飲若遍身腫不煩渴大便溏小便少不澁赤此屬陰水宜實脾飲或木香流氣飲主之陽水病兼陽證者脉必沉數陰水病兼陰證者脉必沉遲氣若陷下用二陳加升提之藥能使大便潤而小便長如腹脹少加厚朴佐之氣不運加木香木通以調之又有小兒初中便覺痰嗽喘急正屬脾胃所主宜先解表散次投商陸丸內經曰開鬼門潔淨府正此謂也

水腫不治證

凡水腫先起於四肢而後歸於腹者不治大便滑泄

與夫唇黑缺盆平臍突足平背平或肉硬或手掌平

或男從脚下腫而上女從身上腫而下並皆不治

水腫灸法

小兒水氣腫及腹大灸分水一穴三壯取法在臍上

一寸是穴

水腫諸方

加味五皮飲　治小兒四肢腫滿陽水陰水皆可服

之

五加皮　地骨皮　生姜皮　大腹皮

茯苓皮各一錢內加姜黄一錢木瓜

右作一服水煎服一方去五加皮用陳皮桑皮
疎鑿飲子　治水氣通身浮腫喘呼氣急煩渴大小
便不利服熱藥不得者
澤瀉　赤小豆炒　商陸　羗活
大腹皮　椒目　木通　秦艽
檳榔　茯苓皮各等分
右㕮咀水煎姜五片
葶藶散　治小兒水氣腫滿
甜葶藶隔紙炒　黑牽牛　檳榔
大黄各等分煨

大橘皮湯　治濕熱內攻腹脹水腫小便不利大便滑泄

陳皮一兩半　木香二錢半　滑石六兩　檳榔二錢

茯苓一兩　猪苓　白术　澤瀉

肉桂各半兩　甘草一錢

右剉散每服三錢水一盞煎服

十棗丸　治水氣四肢浮腫上氣喘急大小便不利

甘遂　大戟　芫花各等分

右爲末煮棗肉爲丸桐子大清晨熱湯下三十丸以利爲度次早再服虛人不可多服

甘草麻黃湯　治水腫從腰已上俱腫宜此汗之

甘草半兩　麻黃一兩

右㕮咀水煎作一服

實脾散　治小兒陰水發腫用此先實脾土

厚朴姜製　白朮　木瓜　木香

乾姜炮各一兩　草果仁　大腹子　附子

白茯苓　甘草炙各半兩

右㕮咀每服三錢入姜棗水煎服

消腫丸　治小兒水腫喘滿小便不利

滑石　木通　白朮　黑牽牛炒

通脫木　茯苓　茯神　半夏

陳皮各一錢　木香　瞿麥穗　丁香各半兩

右爲末酒糊丸梧桐子大每二十丸燈心麥門冬

湯下

幼科類萃卷之十三

腹脹門

脉法

肺經曰關上脉虚即爲内脹○遲而滑者爲脹○肺盛而緊者爲脹○嚴氏腹脹脉浮者易治○虚者難治○針經曰其脉大堅似濇者脹也

論小兒腹脹之由

内經曰諸腹脹大皆属於熱又針經曰夫脹者皆在于臓腑之外排臓腑而郭胷脇脹滿皮膚故命曰脹或厥氣在下榮衛留止寒氣逆上真邪相攻兩氣相

摶乃合而為脹也又謂經篇云因飲食勞倦損傷脾胃始受熱中未傳寒中皆由脾胃之氣虛實不能運化精微而制水穀聚而不散而成脹滿此寒濕鬱遏而脹也大抵小兒多由飲食飢飽生冷甜膩聚結不散或因久患疳積及霍後癖塊不消皆能為脹疫之如鼓膨脝者是也故有疳脹氣脹膈脹虫脹積脹食脹虛脹冷脹鎖肚脹病名不同宜各隨輕重盛衰主治庶不差誤

腹脹治法

錢氏云治腹脹者如行兵戰寇於林寇未出林以兵

攻之必可獲寇若出林不可急攻攻則必有失當以意漸收之即順也又云小兒腹脹由脾胃虛氣攻作也實者悶亂喘滿可下之用紫霜丸白餅子不喘者虛也不可下若誤下致脾虛氣上附肺而行肺與脾子母皆虛肺主目胞腮之類脾主四肢母氣虛甚主目胞腮腫也色黃者屬脾也治之用塌氣丸漸消之未愈漸加丸數不可以丁香木香橘皮豆蔻大溫散藥治之使上下分消其氣則愈也若虛氣已出附肺而行即脾胃內弱每生虛氣入於四肢面目矣小兒易為虛熱脾虛不受寒溫服寒則生冷服溫則生熱

當識此勿誤也胃久虛熱多生疸病或引飲不止脾虛不能勝腎隨肺之氣上行於四肢若水狀腎氣浸浮於肺即大喘也此當服塌氣丸病愈後面未紅者虛衰未復故也凡治小兒虛腹脹先服塌氣丸不愈腹中有食積結糞小便黄時微喘脉伏而實時飲水能食者可下之蓋脾初虛而後有積所治宜先補脾然後下之下後又補脾即愈也不可補肺恐生虛氣耳

丹溪治腹脹大要

小兒腹脹蘿蔔子紫蘇梗乾葛陳皮等分甘草少許

前服食少加白术一法用大蝦蟇一箇入豬肚内煑熟去蝦蟇將肚食盡若脉實人壯者或可攻之便可收拾用白术爲主如因有食積而腹脹者有熱用木香檳榔丸有寒用木香厚朴丁香砂仁神曲香附有食肉多腹脹三補丸料内加香附半夏麯蒸餅丸服實者按之不堅不痛宜下之消之次補之虚者温之升之補爲要厚朴治腹脹因味辛以氣聚於下焦故也須用姜製之

腹脹諸方

錢氏搨氣丸　治小兒虛腹脹大者加蘿白子名褐丸子

胡椒一兩　蝎尾半兩去毒

右爲末麵糊丸粟米大每服五七丸至一二十丸陳米飲下無時一方有木香一錢又一方胡椒蝎尾各四十丸

中滿分消丸　治中滿鼓脹水氣脹大熱脹並宜治之

黄芩　枳實炒二錢　半夏各三錢　黄連三錢

薑黃　白术　人參　甘草

猪苓各一錢　厚朴製五錢　茯苓　砂仁各三錢

澤瀉　陳皮各三錢　乾生薑二錢　知母二錢

右爲末水浸蒸餅子丸如桐子大每服三十丸焙

熱白湯食後服寒因熱用故焙之

推氣丸　治三焦痞塞氣不升降胸膈滿脹大便閉

澁小便赤少

大黃　陳皮　檳榔　枳實

黃芩　黑牽牛各等分

右爲末煉蜜丸菉豆大每服二十丸熱湯吞下

楊氏消脹丸

木香　黑牽牛　蘿蔔子　檳榔

右等分爲末水糊丸梧子大每服二十丸熟湯呑下

檳榔丸　治小兒疳氣腹脹胷膈痞悶喘急不安

青皮去穣用巴豆炒黄色去巴豆　檳榔　蘿蔔子

香附子　木香　黑牽牛

右爲末姜糊丸如粟米大每服十丸米飲下

三稜丸　治小兒停積腹脇脹滿乾嘔惡心全不入食

三稜煨　木香　神麯炒　陳皮

半夏姜汁製各一两　丁香　桂心各半两

右爲末麵糊丸粟米大乳食後生姜湯下二十丸

分氣散　治小兒腫脹作喘氣短而急

北梗　赤茯苓　陳皮　桑白皮炒

大腹皮　枳殼製　半夏麯　真蘇子炒

紫蘇　甘草炙各二錢

右剉每服一錢水小盞姜三片棗一枚煎半服

大茱萸丸　治小兒飲食過度膨脝胸膈上下氣不

宣通鬱滯迷悶作喘強食不化作渴煩燥坐卧不

任肢體倦怠腹脇痛疼並服之

蓬朮　三稜各二錢半醋煮　乾姜

青皮　陳皮　木香各一錢　丁香二錢

吳茱萸二錢　巴豆二十粒去油

右為末醋糊丸麻子大每服七丸至十丸生姜棗子湯下

幼科類萃卷之十四

風癇門

脉法

脉訣啓蒙曰脉弦爲風癇○千金論云脉浮爲陽癇脉沉爲陰癇○凡顛狂脉虚者可治脉實者死○難知云洪長伏三脉爲風癇

論風癇所因

原病式云風癇之發作者由熱甚而風燥爲其兼火化涎溢胷膈燥爍而瘈瘲昏冒僵仆也千金云病先身熱掣瘲驚啼叫喚而後發癇脉浮者爲陽癇病在

六腑外在肌膚尤易治也病先身冷不驚掣不啼呼而病發時脉沉者為陰癇病在五臟內在骨髓難治也內經曰神不守謂神亂也大抵熱生於肝又三因云夫癲癇病皆由驚動使臟氣不平鬱而生涎閉塞諸經厥而乃成或在母胎中受驚或幼小感風寒暑濕或飲食不節逆於臟氣而成大抵胎內受驚與飲食作癇者多而外感者間而有之

論三癇

千金云小兒之癇有三風癇驚癇食癇也風癇緣衣煖汗出風因入也初時先屈指如數物乃作驚癇起

於驚怖大啼乃作食癇其先不哺乳吐而變熱後發
然風癇驚癇時時有之十兒之中未有一二凡是先
寒後熱熱者皆食癇也驚癇皆按圖灸之風癇當以
猪心湯食癇當下乃愈紫霜丸佳

按此論三癇蓋有三因之分風癇屬外因驚癇屬
內因食癇屬不內外因也又按全嬰方云風癇因
將養失度血氣不和或厚衣汗出腠理開舒風邪
而入之其病在肝肝主風驗其證目青面紅發搐
宜驅風膏大青膏琥珀散鎮驚丸有熱四順飲退
後與利驚丸下其痰涎驚癇因血氣盛實臟腑生

熱或驚怖大啼精神傷動外邪所入爲之其病在心心主驚驗其證忽然叫聲發搐宜琥珀散紅龍散鎮心丸有熱四順飲利驚丸下之不生别癇也食癇其病在脾脾納食驗其證嘔吐酸氣即發搐此病或大便酸臭紫丸子下之已上三證大同小異並屬陽也各目睛鮮斜手足潮搐或作猪聲發過即差皆十生一死也

論五癇

三因云古方有五癇五臟癇六畜癇等名證不同難於備載别録有五癇之證一曰馬癇作馬嘶鳴以馬

屬在午手少陰君火主之故其病應於心二曰羊癇作羊叫聲以羊屬未足太陰濕土主之應乎脾三曰雞癇作雞叫聲以雞屬酉足陽明燥金主之應乎肖四曰猪癇作猪叫聲以猪屬亥手厥陰心包主之應手右腎五曰牛癇作牛吼聲以牛屬丑手太陰濕土主之應乎肺此五癇應乎五畜應乎五藏者也發則旋暈顛倒口眼相引目睛上擦手足搐搦背脊強直食頃乃甦各隨所感施以治法

錢氏云凡治五癇皆隨臟治之每藏各一獸犬癇反折上竄犬叫肝也羊癇目瞪吐舌羊叫心也牛癇目

直視腹滿牛叫脾也雞癇驚跳反折手縱雞叫肺也猪癇如尸吐沫猪叫腎也五癇重者死病後甚者亦死輕者五色丸主之

按千金方叙六畜癇曰馬曰牛曰羊曰豬曰犬曰雞並不以六畜分屬五臟今三因所因五癇無犬癇一證錢氏叙五癇一證無馬癇一證二書以五獸分配五臟名各不同俱不可知其所由然也三因雖有馬犬癇及五臟有胃無腎之說亦難據憑無所載焉又按丹溪云五癇雖有分配五臟之說於經既無所據而治法亦未見有五者之分而所

以不必分五也

論癇治法

仁齋曰小兒之惡候也蓋小兒血脉不斂氣骨不聚爲風邪所觸爲乳哺失節停結癖積而得之其候神氣拂鬱瞪眼直視面目牽引口禁涎流腹肚膨脝手足搐掣似死似生或聲或啞或項背反張或腰脊強直但四體柔弱發而時醒者爲癇若一身強硬終日不醒則爲痓症矣大槩血滯心竅邪氣在心積驚成癇通行心經調平血脉順氣豁痰乃其要也假令小兒有熱有痰不欲乳哺眠睡不安常常驚悸此皆發

癇之漸即以紫霜丸導之時間量與紫霜丸減其盛氣則無驚風癇釣之患癇證方萌耳後高骨間必有青紋紛紛如線見之則爲爪破須令出血啼叫尤得氣通諸癇發不能言者蓋咽喉爲氣之道路風傷其氣以掩聲音道路之門抑亦血滯於心心竅不通所致耳南星炮爲末雄猪胆汁調和少許啖之輒效若夫錢氏五癇丸幷南星散以菖蒲煎湯調下甘遂猪心湯和蘇合香丸一丸皆治癇之要藥也

按癇病古方或云風癇或云驚癇或云顛癇由此疾與中風顛狂急慢驚或因聞大聲而得蓋小兒

神尚弱驚則神不守舍舍空則痰延歸之或飲食失節脾胃有傷積爲痰飲以致痰迷心竅而作者治法當尋火尋痰而前人多用鎮墜清心之藥固可以治熱可以清痰若有頑痰膠固者此藥未易驅逐在上者必用吐吐後方宜服此藥有痰實在裏者亦須下之隨病輕重而用之也或曰癇有陰陽何也予曰此與急慢驚者可同論也陽癇不因吐下由其有痰有熱客於心胃之間因聞大驚而作若熱盛雖不聞驚亦自作也宜用寒凉以攻治之陰癇亦本於痰熱所作醫以寒凉藥攻之太過

損傷脾胃變而成陰宜用温平補胃燥痰之藥若

日不因壞證而陰陽之分則是指痰熱所咎表裏

虚弱臟腑深淺而言癎病豈有陰陽者哉

風癎不治證

小兒癎病目直無聲目覰不轉眼生白障眼慢昏黑

瞳人瞬動目間青黑面青指黑口出涎沫如白膿口

禁肚脹不乳喉如牽鋸之聲多睡不乳身熱下血不

乳身體瘘軟不醒腹内虚鳴唇逆而痛吐利不止汗

出壯熱不止卧久不寤身體反張大人脊下容一手

小兒脊下容一指並不治

風癇灸法

小兒癲癇驚風目眩灸神庭一穴七壯在鼻柱直上入髮際五分

小兒諸癇如噦吐清沫灸巨闕穴三壯在鳩尾下一寸陷中是穴

小兒雞癇善驚及掣目搖頭灸少陰二壯取法在掌後去腕半寸陷中是穴

小兒驚癇者先驚叫乃發也灸頂上旋毛中三壯及耳後青絡脉炷如小麦大

小兒驚癇灸鬼禄一穴三壯取法在上唇内中央絃

上是穴
小兒食癇者先寒熱洒淅乃發也灸鳩尾穴上五分三壯
小兒牛癇目視直腹脹乃發也灸鳩尾一穴三壯取法胸蔽骨下五分陷中是穴
小兒馬癇張口搖頭身折反馬鳴也灸僕參穴各三壯取法在足跟骨下白肉際陷中拱取之是穴
小兒羊癇目瞪吐舌羊鳴也灸第九椎下節間三五壯
按靈樞經云暴攣癇足不任身取天柱天柱穴足太

陽也又云癲癇瘈瘲不知所苦兩蹻之下男陽女
陰潔古云晝發灸陽蹻夜發灸陰蹻各二壯陽蹻
起於跟中循内踝上行至咽喉交貫衝脉照海穴
也

風癇諸方

紫霜丸

代赭石醋淬七次　赤石脂各一两　杏仁五十箇去皮尖

巴豆三十枚去皮膜心

右先將杏仁巴豆入乳鉢内細研如膏却入代赭石赤石脂末研和匀以湯浸蒸餅丸如粟米一歲兒服五丸米飲吞下

龍胆安神丸

茯苓三两　人參　地骨皮　甘草

麦門冬　桑白皮各二两　馬牙硝二錢　龍腦

射香各三錢　牛黄半兩　朱砂二錢　烏犀一兩

金箔三十五片

右爲細末煉蜜爲丸如彈子大金箔爲衣如風癎冬月温水化下夏月凉水化下不以時二三歲者日進二服小兒一丸分二服虚勞發熱咳嗽新汲水下

按此手少陰大陰經藥也出厥陰例

神應丹

辰砂不以多少研

右以猪心血和之得所以蒸餅裹劑蒸熟取出就

丸如桐子大每服一丸後食臨臥煎人參湯下

錢氏五色丸

朱砂半兩研　水銀一分　雄黃一兩熬

真珠子一兩研　鉛三兩同水銀熬

右煉蜜麻子大每服三四丸煎金銀薄荷湯下

三因六珍丹

雄黃　雌黃　未鑽真珠各一兩

鉛二兩熬成屑　水銀一兩半

右研令極勻蜜丸桐子大每服二丸至五丸姜棗湯下須擣二三萬杵乃可丸

礬丹

號丹　晉礬各一两

右丹𡑞鏊一窠可容二两許先安丹在下次安礬在上以炭五斤煅令炭盡取出細研以不經水猪心血爲丸如菉豆大每服十丸至二十丸橘皮湯下

元戎二白丸

白礬一塊約一两

右用生蒸餅劑裹蒸熟去皮可丸入輕粉一字或半錢量虛實加減丸桐子大每服二三十丸生姜湯下小兒丸小

朱砂滚涎散　治小兒五癇

朱砂　白礬生用　赤石脂　硝石各等分

右爲細末研蒜膏爲丸如菉豆大每服三十丸食後荊芥湯下

琥珀壽星丸

天南星一觔掘坑用火煅燒坑紅出炭淨入好酒一升在火穴中放入南星蓋穴勿令通氣過一宿取出焙末

硃子四兩　朱砂二兩半爲衣

右以猪心血打乾糊丸如桐子大每服五十丸煎人參湯送下

南星五生丸

南星　半夏　川烏　白附子

大豆去皮各一两

右爲細末滴水爲丸每服二丸至五丸不過七丸

姜湯下

元戎小靈寶丹

附子炮一两　天麻　全蝎　白姜蚕炒

藿香葉　南星炮　白附子炮各半两

右爲末酒糊丸桐子大温酒下一十五丸

碧霞丹

石碌研九度飛十两　附子尖　烏頭尖

蝎稍各五十箇

右爲末入石碌令匀面糊丸如雞頭每服用薄荷汁半盞化下一丸更以酒半合温服之須臾吐出痰涎然後隨證治之

控涎丸

川烏生　半夏各半兩　姜蠶生姜汁浸一宿半兩

全蝎去尖七箇　鉄粉三錢　甘遂二錢半

右爲末生姜自然汁或薄糊丸如菉豆大朱砂爲衣每服十五丸姜湯下忌甘草

拔萃妙香丸

辰砂研九兩 龍腦 膩粉 射香研各七錢半

牛黃半兩 金箔九十片研

右令研勻煉蜜去蠟淨入沙蜜白者七錢半同煉

勻爲丸每兩作三十丸米飲化下

千金龍胆湯

龍胆 鈎藤皮 柴胡 黃芩

桂枝 芍藥 茯苓 甘草各六銖

蟷螂二枚 大黃一兩

右㕮咀以水一升煮取五合爲劑服之

沉香天麻湯

沉香　益智　川烏各三錢　天麻

防風　半夏　附子炮各三錢　羌活五錢

甘草　當歸　姜蚕各一錢半　獨活四錢

右剉每服三錢水一盞生姜二片煎至六分去滓温服食前三劑而愈

驅風膏

辰砂　蝎尾　當歸　龍胆草

川芎　山梔子　川大黄　羌活

防風　甘草各一錢

右爲末入射香一字煉沙糖丸如雞頭大三歲二

丸薄荷竹葉蜜湯化下

大青膏

大黃一分　白附子一錢半　青黛　天麻各一錢

蝎尾半錢　朱砂一字　麝香一分

烏稍蛇酒浸焙半錢　天竺黃

右為末生蜜丸如雞頭大三歲一丸薄荷湯化下

琥珀散

辰砂一錢半　琥珀　牛黃　姜蚕炒去絲嘴

南星水浸　白附子　代赭石　天麻

乳香　蟬殼各一錢　麝香　腦子一字

右爲末三歲半字薄荷湯調下慢驚加附子

四順飲

當歸　大黃　甘草　赤芍藥

右等分㕮咀三歲一大錢水半盞煎三分去滓服

利驚丸

青黛　輕粉各一錢　牽牛末半兩　天竺黃二錢

右爲末白糊爲丸如小豆大二十丸薄荷湯下一

法煉蜜丸雞頭大一粒化下

鎮心丸

朱砂　龍齒　牛黃各一錢　鐵粉

琥珀　人參　茯神　防風

全蝎七箇炙

右爲末燈心湯調下三歲一字

瀉青丸

龍胆草焙　梔子仁　大黄湿紙包煨　羌活

防風各一錢　川芎一錢半

右爲末煉蜜丸桐子大每服一丸煎竹葉薄荷湯

調下

五癇丸

朱砂半兩　水銀一分　鉛三兩　雄黄一兩

真珠一两

右爲末煉蜜丸麻子大每二丸金銀煎湯下

幼科類萃卷之十五

傷寒門

脉法

難經曰傷寒之脉陰陽俱盛而緊濇○傷寒論云脉陰陽俱緊者名曰傷寒○寸口脉浮而緊浮則爲風緊則爲寒○浮濇而緊爲傷寒

傷寒論

小兒傷寒與大人無異所以異者兼驚夾食而已其七十二證某證某方皆無越張朱格例特不過小小之分劑中病則止按仲景傷寒論云春氣溫和夏氣

暑熱秋氣清凉冬氣凛冽此四時正氣之序也惟冬
時嚴寒去寒就温不至於傷偶然觸冒名為傷耳若
冬月冒寒伏藏於肌膚而未即病至春而發者謂之
温病至夏而發者謂之熱病至此則伏寒各隨春夏
之氣改變為病既久之後不得復言其寒也故曰温
病不惡寒者其理可見矣如春應煖而反寒夏應熱
而反冷秋應凉而反熱冬應寒而反温非其時而有
其氣此四時乖戾之氣也偶即中傷謂之時氣又與
傷寒不同若小兒在襁褓中或長成而禀賦怯弱多
因乳母鮮脱衣服不避風寒所致也在大人則知其

六經所受之證或三陽傳盡次入三陰或始終只在一經或越經或間經或傳至一二經而止或不從陽經而直中陰經者皆可據脉證而辨治之然小兒患此口不能言其致病之由脉不能診其必然之理但只煩啼發熱而已故不可不盡心焉初得之時嬰幼則以虎口指紋之紅色驗之長而童稚則以一指按其三關據左手人迎之緊盛而斷之錢氏云男體重面黄女面赤喘急憎寒其心氣熱呵欠煩悶項急者是也其惡寒惡風必偎人藏身引衣密隱是爲表證惡熱内實者必出頭露面揚手擲足煩渴燥糞掀衣

氣粗是爲裏證至若頭額冷汗手足凉口中冷氣面色黑黯淡大便瀉青此爲陰證或視其小便或赤或白可以知裏熱之有無或清或濁可以知裏熱之輕重舉是觀之則汗下温之可以類推矣

治傷寒用藥大略

陶節庵曰凡證有頭疼惡寒皆是傷寒無則皆否也何則蓋傷寒則惡寒傷食則惡食理固然也但在冬時惡寒爲甚蓋冬時爲正傷寒天氣嚴凝風寒猛烈觸冒之者惡寒殊甚其餘時月雖惡寒亦微未若冬時之惡寒爲甚也冬時氣寒腠理微密非辛甘温不

可故以桂枝等藥以治之然風與寒常相因寒則傷榮惡寒頭痛脉浮緊而無汗則用麻黄湯開發腠理以散邪得汗即愈風則傷衛頭痛惡風脉浮緩而自汗則用桂枝湯充塞腠理以散邪汗止即愈經云甘辛發散爲陽者是也若夫榮衛俱傷又非此二湯所能治也須大青龍湯然此湯太峻亦有可代之者其非冬時有惡寒頭痛之證皆宜辛涼之劑通表裏以和之則愈矣若以冬時所用桂枝辛温之藥而通治之則殺人矣曰辛涼者何羌活冲和湯是也兼能代大青龍湯爲至穩嗚呼一湯可代三方危險之藥如

垣夷其神乎哉過此則少陽陽明二經在乎半表半裏肌肉之間脉亦不浮不沉外證在陽明則有目疼鼻乾不得眠之證脉似洪而長以葛根解肌湯升麻湯治之在少陽則胷脇痛而耳聾脉見弦數以小柴胡湯加减而和之本方有加减法此二經不從標本從乎中也余常以小柴胡湯加葛根芍藥治少陽陽明俱病如拾芥過此不已則傳陽明之本爲入裡矣便作實熱治之其外證悉罷謂無頭痛惡寒脉見沉實不浮譫妄惡熱六七日不大便口燥咽乾而渴輕則大柴胡湯重則三承氣湯選用或曰邪既入裏而

作實無非大黃苦寒之藥除下之何則用方之襍要
也余曰傳來非一治之乃殊耳病有三焦俱傷者則
痞滿燥實全具則宜大承氣湯厚朴苦溫以去痞枳
實苦寒以泄滿芒硝鹹寒以潤燥軟堅大黃苦寒以
泄實去熱病斯愈矣邪在中焦則有燥實堅三證故
用調胃承氣以甘草和中芒硝軟堅潤燥大黃泄實
不用枳實厚朴以傷上焦氤氲輕清之元氣調胃之
名於此立矣上焦受傷則痞而實用小承氣湯枳實
厚朴能除痞大黃之泄實去芒硝則不傷血分之真
陰謂不伐其根也若夫大柴胡湯則表邪尚有裏證

又急不得不下只得以此湯通表裏而緩治之猶有
老弱及氣血两虛之人不宜用此三陽之邪在裏為
患三時謂春夏秋也不頭痛惡寒而反渴者此則温
病也暑病亦然比之温病則尤加熱也治宜小柴胡
湯蓋此湯春可治温夏宜治暑秋能潤燥又宜葛根
湯升麻湯觧肌湯敗毒散中暑而渴者柴胡石膏湯
人參白虎湯看渴微甚而用無不效者經曰發熱不
惡寒而渴者温病也若夫陰證則别有法不在此例
矣

論小兒傷寒夾驚夾食瘡疹各異

傷寒蘊要曰凡小兒傷寒則怕寒拘急發熱合爲一然在表晝夜不止直待汗出方鮮其惡寒必偎人藏身引衣鼻塞多涕是爲表證宜微汗之鮮肌湯蕭氏青龍湯敗毒散之類惡寒而内實者必出頭露面揚手擲足掀衣氣粗是爲裏證宜疎利之大柴胡湯四順飲洗心散之類若頭額冷手足涼口氣冷面色黯淡瀉利青白是謂陰證宜與溫之五積散理中湯之類重者四逆湯主之夾驚者因驚之時而又感寒邪或因傷寒發熱以致熱極生風是熱乘於心心主血脉心神易動爲熱所乘故發搐也慎勿與治驚之劑

宜踈解之王氏薄苛散人參羌和散之類甚者抱龍丸主之夾食者或先傷於寒後傷於食或先傷於食後傷於寒以致發熱氣粗口中噯氣肚熱腹脹上熱下冷或大便酸醙並宜解散次與消導甚則推蕩之先用敗毒散後用藿香正氣散加神麯麦芽棠毬子砂仁香附之類內實者加枳實青皮不解者加軟苗柴胡芩連之類如不愈以大柴湯下之其瘡疹發熱又與正受傷寒不同但見腮赤煩燥多嚏呵欠煩悶悸動昏倦耳鼻尖冷手足俱冷者是也其傷寒發熱自表達裏瘡疹發熱從裏出外宜行温平之劑有大

熱宜解毒葛根湯參蘇飲之類湯氏曰大凡小兒傷寒治法周歲已前熱輕者服惺惺散周歲已後急須解表微汗爲妙須在一晝夜得熱退方保無虞今之醫士多不表汗致令五六日不除入於經絡搏於血氣傳變多證或生驚風漸至危篤傷生害命可不慎乎

傷寒不治證

凡陽病熱不退反見陰脉凶○脉浮而滑身汗如油喘息不休水漿不入肢體不仁乍静乍喘者死○汗出潤喘不休者肺先絶也○體如烟熏直視摇頭心

先絶也○唇吻反青四肢漐習汗出肝先絶也○環口黧虛汗發黄脾先絶也○三部脉緊盛大汗出熱不鮮者死○寸尺陰陽俱虛熱不止者死○身熱喘粗見陽脉而燥者死逆冷脉沉細者死

傷寒陰毒灸法

氣海穴在臍下一寸五分石門穴在臍下一寸關元穴在臍下三寸已上三穴治陰厥脉微欲絶囊縮遺尿腹痛腹滿腸鳴皆効

陽陵泉二穴在膝下一寸易老曰煩滿囊縮者宜灸此穴

凡脉微弦小腹痛厥陰也宜灸歸來關元各數壯

凡脉沉臍腹痛少陰也宜灸中脘五七壯

傷寒諸方

麻黄湯　治足太陽經標熱則合為發熱又謂之拂拂而熱者其熱自皮膚之上如羽毛之所拂明熱在表也其脉浮數或浮緊或頭疼身痛腰疼骨節痛惡風無汗而喘者以此湯汗之

麻黄三錢　桂枝二錢　甘草一錢　杏仁一錢半去皮尖

右水一盞生姜三片棗子一枚去上沫濾清乘熱服之以衣被蓋覆取汗漐漐熱遍至手足心則止不

必再服之也如須臾汗未出者宜歠熱稀粥一盞以助藥力汗出則止如又汗未出再煎一劑與之仍前温覆取汗若病重者一日一夜服週時觀之若表證仍在者須再作一劑煎

桂枝湯　治傷寒發熱汗出而惡寒者為表虚以此湯和之不可發汗也

桂枝二錢　芍藥二錢　甘草一錢

右水一鍾生姜三片棗子一枚去滓温服

大青龍湯　治傷寒脉浮緊頭痛身體痛惡寒發熱不得汗出煩燥擾亂不安者以此汗之

麻黃三錢 桂枝一錢 甘草半錢 杏仁七分湯泡去皮尖

石膏二錢 生姜三片 大棗一箇

右水一鍾煎取六分去滓通口服以衣被溫覆取

汗則愈

羌活冲和湯 治太陽無汗發熱頭痛惡寒脊強脉浮緊又治非冬時天有暴寒中人亦頭痛惡寒發熱通宜此湯治之以代麻黃湯用太陽經之神藥也

羌活一錢半 防風一錢 蒼朮一錢半 黃芩一錢

白芷一錢 甘草一錢 生地黃一兩 細辛五分

川芎一錢

右水一鍾煎六分溫服

解肌湯　治瘟病天行頭痛壯熱春感風邪發熱而渴不惡寒

葛根一錢　桂枝一錢　黃芩半錢　一芍藥

麻黃七分　甘草半錢

右水二鍾棗一枚煎服以不解再取汗

敗毒散　治傷風瘟疫風湿頭目昏眩四肢痠痛增寒壯熱項強目睛疼尋常風弦拘急

羌活　獨活　前胡　柴胡

川芎　枳殼　桔梗　茯苓

人參　甘草

右各等分水一鍾如常煎一服

升麻湯　治傷寒中風頭痛增寒壯熱四肢疼痛發熱惡寒鼻中乾不得卧兼治寒暄不時人多疾疫下寒脫着及暴熱之頃忽然變寒身體疼痛頭重如石

升麻　甘草　葛根　芍藥

右每服三四錢煎如常法服

五積散　治陰經傷冷脾胃不和感冒寒邪

肉桂　人參　川芎各二錢　厚朴

半夏　芍藥　當歸　麻黃
乾姜各五錢　甘草一錢　枳殼五錢炒　桔梗一兩二錢
陳皮八錢　蒼术二兩四錢　白芷四錢　茯苓四錢
右十六味除枳殼肉桂陳皮外其餘並一處生搗爲粗末用酒拌勻晒乾分作六分每服三錢水一鍾姜三片煎六分溫服

小柴胡湯

太陽病十日已去脈細而嗜卧外已解設胷滿痛與服之傷寒五六日中風來往寒熱胸脇苦痛默默不欲食心煩喜嘔或胸膈煩而不嘔或渴或腹

中痛或脇下痞硬或心下悸小便不利或不渴身有微熱者此湯主之血弱氣虚腠理開邪氣因入與正氣相摶結於脇下邪正分爭往來寒熱休作有時臟腑相連其痛必下邪高痛下致使嘔也此湯主之傷寒五六日身熱惡風頭項強脇下滿手足温而渴者此湯主之傷寒五六日頭汗出微惡寒心下滿不欲食大便硬脉細者爲陽微結必有表復有裏脉沉亦在裏也汗出爲陽微假令純陰結不得復有外證悉入在裏此爲半在表半在裏也脉雖沉緊不得爲少陰病所以然者陰不得有

汗也今頭汗出故知非少陰也可與服此湯設不了了得屎而解陽明病發潮熱大便溏小便少胸脇滿者與此湯服之陽明病脇下硬滿不大便而嘔舌上白胎者可與服之上焦得通津液得下胃氣因和濈然汗出而解陽明中風脉弦浮大短氣腹部滿脇下及心痛久按之氣不通鼻乾不得卧一身及目悉黄小便難有潮熱時時噦身前後腫剌之少瘥外不解病過十日脉續浮者此湯主之已上屬陽明經太陽病不解轉入少陽脇下硬滿乾嘔不能食往來寒熱尚未吐下脉沉緊者此湯

主之傷寒瘥後更發熱此湯主之

柴胡二兩 黄芩 人參 甘草炙各二錢半

半夏一兩炮 大棗六枚

右剉散每服三錢水一盞生姜三片棗一枚煎温服

大柴胡湯

治陽明病外證身熱汗出而不惡寒但惡熱宜服之

陽明病脉逆發熱頭眩小便難此欲發疸必宜服之陽明病脇下硬滿大便秘而嘔口燥者此湯主之陽明病中風其脉浮大短氣心痛鼻乾嗜卧不

得汗一身盡黄小便難有潮熱而喘嗽此湯主之傷寒三日少陽受病口乾燥目眩宜服之少陽病脇下堅滿乾嘔不食往來寒熱若未吐下其脉沉緊此湯主之少陽病若已吐下發汗譫語者此湯主之少陽中風兩耳無所聞目赤胸中滿而煩不可吐下吐下則悸而驚此湯主之少陰病惡寒時時自煩不欲厚衣此湯主之少陰病下利清水色青者心下必痛口乾燥者此湯主之傷寒六日陽脉澁陰脉弦常腹中急痛此湯主之傷寒六日下之胸滿煩驚小便不利譫語一身不可轉側此湯主

之傷寒發熱汗出不解心下痞硬嘔吐不利此湯主之傷寒十餘日熱結在裏往來寒熱及陽明病汗出譫語腹中滿痛并陽明少陰合病下利脉滑而數此湯主之傷寒六七日目中不了了睛不和無表裏證大便難身微熱此湯主之傷寒七八日脉浮數病人煩熱汗出解後又如瘧狀日晡發潮熱脉滑者宜服之

小青龍湯　治停寒溫疫表未解惡寒體熱水傷心下乾嘔發熱嗽喘急及生肺脹胷滿鼻塞清涕咳逆上氣喘鳴迫塞仲景曰治表不解心下有水氣

乾嘔發熱而嗽或渴或和或小便不利或噎或

滿喘者主之

麻黃三分去節 赤芍藥三分 半夏三分 細辛

乾姜 甘草炙 桂枝去粗皮各三分 五味子五錢

右㕮咀每服三錢水一盞煎七分去滓加減服

白虎湯 治傷寒脉滑而微厥表裏有熱三陽合病

腹滿身重難以轉側口中不仁面垢譫語遺尿發

汗則譫語下之則額上生汗手足逆冷自汗出並

宜服之服桂枝湯後大汗出煩渴不解脉洪大者

寒若吐若下後七八日不解熱結在裏表裏俱熱

時時惡寒大渴舌上乾燥而煩飲水不止傷寒無
大熱口乾燥渴心煩背微惡寒渴飲水無表裏證
者並宜白虎湯加人參脉浮發熱無汗不可服諸
亡血不可服活人書云脉厥而滑裏有熱白虎加
人參廣濟云傷寒及温熱病脉大洪增寒壯熱煩
燥欲飲水及夏月傷暑發熱惡寒身體疼重大渴
不止煩燥汗出脉細小手足微冷并時疾未經轉
瀉胃熱發斑無豆瘡麩瘡天行後愈熱不觧但是
一切伏熱並宜服之

知母一兩半　甘草半兩　粳米一合半

右㕮咀白水煎加減服加人參半兩名白虎加人參湯又方加石膏四兩

大承氣湯　治陽明病不吐而煩者宜服之陽明病脉遲雖汗出不惡寒體重腹滿而喘有潮熱可攻其裏手足濈濈汗出為大便已堅宜服之陽明病其人多汗津液外出胃中乾燥大便堅者必譫語宜服之陽明病發作有時汗不解腹脹痛宜服之陽明少陰合病自利脉浮者順滑而數者有宿食宜服之少陰病口燥舌乾宜服之少陰病脉細沉數病在裏不可發汗宜服之少陰腹滿不大便者

宜服之

大黄半两微炒 厚朴一两製 枳實一箇麩炒 芒硝半两

右爲飲子白水煎臨熱入芒硝再沸去滓加減服

小承氣湯 治太陽病吐下後發汗而微煩小便數大便堅宜服之陽明病若汗出多而微寒爲外未解無潮熱不可與之若腹滿不大便可少少與之

大黄一两微炒 厚朴半两製 枳實一箇大者炙

右㕮咀水一鍾煎六八分溫服

調胃承氣湯 治傷寒發汗後惡寒虛也不惡寒但熱者實也當下傷寒十三日過經詀語者當下之

若自利者脉當微厥反和者此爲内實當下之太陽病經十餘日心下温温欲吐胷中實大便溏腹微滿鬱鬱微煩當下之太陽病二日發汗不解蒸蒸熱者當下之

大黄一兩炒　芒硝九錢　甘草半兩炙

右㕮咀同法煎加減服

四逆湯　治少陰病足冷脉沉者急温之宜四逆湯若下利清穀裡寒外熱手足厥逆脉微欲絶身反不惡寒其人面赤色或腹痛或乾嘔或咽痛或下利不止脉不出者以此湯主之

附子大者一箇去皮臍切用四片　甘草炙二錢

乾姜炮二錢

右剉二服水二鍾煎至一鍾去滓溫服

理中湯　太陰腹中痛或嘔吐食不下或腹中痞滿

或自利不渴脉沉細而遲者

人參二錢　白朮三錢　乾姜炮二錢

甘草炙一錢半

右水一鍾煎至六分去粗溫服如作丸每服各一

两甘草五錢末煉蜜為丸白湯化下

藿香正氣散　治四時不正之氣寒疫時氣山嵐瘴

氣雨湿蒸氣或中寒腹痛吐利中暑冒風吐瀉中湿身重泄瀉或不伏水土脾胃不和或飲食停滯復感外寒頭痛憎寒或吐逆惡心胷膈痞悶或發寒熱無汗者

藿香上　白术中發汗用蒼术　厚朴中

陳皮中　半夏中　白茯苓中　白芷中

桔梗中　大茯皮中　紫蘇中　甘草

水一鍾生姜三片煎至六八分通口徐徐服之

幼科類萃卷之十六

傷食門

脉法

錢氏曰小兒脉沉緩爲傷食○右手氣口脉緊盛爲傷食

傷食證治

凡小兒飲食停滯中焦不化而發熱者必惡食也或噫氣作酸或惡聞食臭或欲吐不吐或吐之不盡或惡心或氣短痞悶或胃口作疼或心下痞滿按之則痛此皆停食之候也可辨之矣皆因乳哺不節過餐

生冷堅硬之物脾胃不能剋化積滯中脘外爲風寒
所搏或因夜卧失蓋致頭疼面黃身熱目疱微腫腹
痛膨脹足冷肚熱喜睡神昏不思飲食或嘔或噦口
噫酸氣大便酸臭此爲陳積所傷也若停食感寒
邪者則左手人迎氣口俱大外證頭疼惡寒拘急中
脘痞悶或吐或嘔或痛者以藿香正氣散或人參養
胃湯加木香砂仁之類若肉食不化必加棠毬子末
麵食不化者加神曲大麥蘖生冷肉食菓子之類不
化者必加草菓砂仁枳實青皮主之如食在胃口上
未入於胃乃可吐之不吐則消導之待食下胃變

化糟粕外證已解乃可下其食也宜三物厚朴湯熱多者大柴胡湯如無外感但只傷食者以紫霜丸下之凡治夾食傷寒不可先攻其食且先發散寒邪次可消導之也

傷食諸方

藿香正氣散

治小兒內傷生冷外感風寒並宜服之

藿香　厚朴　白芷　大腹皮

紫蘇　陳皮　半夏　桔梗

甘草　白术　白茯苓

右剉散水一鍾姜三片煎至六分温服

人參養胃湯

人參　半夏　陳皮　茯苓

蒼朮　厚朴　藿香　草果

右水一鍾生姜三片棗一枚煎服

三黄枳朮丸　治傷肉湿麵辛辣味厚之物填塞悶亂不快

枳實麩炒五錢　黄連去鬚酒浸洗　大黄湿紙裹煨

橘皮　白朮已上各一兩　黄芩

右為極細末湯浸蒸餅為丸如菉豆大每服五十

丸白湯下臨時量所傷多少加減服之

巴豆三稜丸一名木香見晛丸　治生冷硬物所傷心腹滿悶疼痛

巴豆霜五分　木香二錢　升麻　柴胡已上各三錢

草豆蔻麵裹煨熟用仁　香附子炒已上各五錢

神麴炒黃色　石三稜去皮煨　京三稜煨已上各一兩

右爲末湯浸蒸餅爲丸如菉豆一倍大每服一二十丸溫白湯下量所傷多少加減服之

白术丸　治傷豆粉濕麵油膩之物

白礬枯三分　黃芩二錢　橘皮三錢　神麴炒黃色

半夏已上各一兩　枳實麩炒黃色一兩錢　白朮已上各二兩

右爲極細末湯浸蒸餅爲丸如菉豆一倍大每服三十五丸白湯下素食多用乾姜黄芩湯以瀉之

草豆蔻丸　治秋冬傷食之寒冷者胃脘當心而痛上肢兩脇咽膈不通

炒鹽五分　乾生姜　青皮　橘皮已上各二錢

麦蘖麵炒黄色　生黄芩冬月不用　半夏湯洗七次

神麯炒已上各五錢　草豆蔻麵裹煨去皮取仁

白朮已上各一兩　枳實麩炒二兩

右爲極細末湯浸蒸餅爲丸如菉豆大每服五十丸

幼科類萃卷之十七

腹痛門

脉法

脉經曰脉細小緊急病速進退在中腹中刺痛○陰弦則腹痛弦急小腹痛○尺脉緊臍下痛○尺脉伏小腹痛癥瘕○脉實小腹痛當刺之○心腹痛痛不得息脉細小遲者生堅實大者死○腹痛脉反大而長者死

論腹痛所因

内經舉痛論云五臟卒然而痛者何氣使然岐伯曰

經脉流行不止環周不休寒氣入經則稽遲泣而不行客於脉外而血少客於脉中則氣不通故卒然而痛帝曰其痛或卒然而止者或痛甚不休者或痛甚不可按者或按之痛止或按之無益者或喘動應手者或心與背相引而痛者或脇肋與小腹相引而痛者或腹痛引陰股者或卒然痛死不知人少間復生者或痛而嘔者或腹痛而後泄者或痛而閉不通者凡此諸痛各不同形別之柰何岐伯曰寒氣客於脉外則脉寒脉寒則縮踡縮踡則脉絀急絀急則外引小絡故卒然而痛立止因重中於寒則痛久矣寒氣客

於經脉之中與炅氣相搏則脉滿滿則痛而不可按也寒氣稽留炅氣從上則脉充大而血氣亂故痛甚不可按也寒氣客於腸胃之間膜原之下血不得散小絡急引故痛按之則血氣散故按之痛止寒氣客於夾脊之脉則深按之不能及故按之無益也寒氣客於衝脉衝脉起關元隨復直上寒氣客則脉不通脉不通則氣因之故喘動應手矣寒氣客於背俞之脉云云見心痛門寒氣客於厥陰之脉厥陰之脉者絡陰器繫於肝寒氣客於脉中則血泣脉急故脇肋與小腹相引痛矣厥氣客於陰股寒氣上及小腹血泣在

下相引故腹痛引陰股寒氣客於小腸膜原之下絡血之中血泣不注於大經血氣稽留不得行故宿昔而成積矣寒氣客於五臟厥逆上泄陰氣竭陽氣未入故卒然痛死不知人氣復反則生矣寒氣客於腸胃厥逆上出故痛而嘔也寒氣客於小腸小腸不得成聚故後泄腹痛矣熱氣流於小腸腸中痛秘熱焦渴則堅乾不得出故痛而閉不通矣

腹痛治法

仁齋云腹痛之因邪正交攻與臟氣相擊而作也挾熱痛者以面赤或壯熱四肢煩手心熱見之挾冷也

以面色或白或青見之冷甚而證變則黑點黑唇口爪甲皆青矣熱證四順清涼飲加青皮枳殼冷證指迷七氣湯加辣桂調蘇合香丸若乃邪正交爭冷熱不調加青皮木香爲妙錢氏曰小兒積痛口中氣温面黄白目無睛光或白睛多及多睡畏食或大便酸臭者當磨積宜消積丸甚者白餅子下之後和胃虫痛面㿠白心腹痛口中沫及清水出發痛時安虫散主之小兒本怯者多此病積痛食積虚痛大同小異惟虫痛口淡而沫出

腹痛諸方

七氣湯　治七氣所傷痰涎結聚心刺痛不能飲乳食

半夏一兩泡　人參　桂心各二錢　甘草一錢炙

右剉散每服二錢姜五片棗一枚同煎食前服

指迷七氣湯　治陰陽不升降氣道壅滯作疼

青皮炒　陳皮　桔梗炒　蓬朮煨

肉桂去皮　藿香　益智子各一兩　香附子一兩半

甘草　半夏各七錢半泡

右剉散每服二錢水一盞姜五片棗一枚煎服

桔梗枳殼湯　治諸氣痞結滿悶腹腰疼痛

桔梗各一两炒 枳殼炒 甘草炙半两

右剉散每服三錢姜三片水一鍾煎

芍藥甘草湯 治腹痛小便不通及治出疹肚疼

芍藥一两 甘草二錢半

右剉散白水煎

四順清凉飲

治小兒血脉壅實臟腑生熱頰赤多渴五心煩燥睡不寧四肢驚掣及因乳哺不時寒溫失度令兒血氣不順腸胃不調或湿吐連滯欲成伏熱或壯熱不飲欲發驚癎又治風熱結核頭面瘡癤目赤

咽痛餘毒一切壅滯並宜服之

芍藥　當歸　甘草　大黃各半分

右剉散三歲兒服一錢水半盞煎服冒風邪加去節麻黃中風體強眼上視加獨活熱瀉加木香煨大黃

幼科類萃卷之十八

傷積門

脉法

脉訣云小兒脉沉緩爲傷食○右手氣口脉大於人迎一二倍爲傷食○宿食不消則右關脉沉而滑○經云脉滑者有宿食也○虎口脉紋黄色爲脾家有積○脉經云小兒脉沉者爲乳不消

論小兒傷積

活幼心書云小兒所患積證皆因乳哺不節過餐生冷堅硬之物脾胃不能剋化停積中脘外爲風寒所

傷或因夜卧失盖致頭疼面黄身熱眼胞微腫腹痛膨脹足冷肚熱喜睡神昏不思飲食或嘔或噦口噫酸氣大便酸臭此為沉積所傷有食飽傷脾脾氣稍虚物難消化留而不去遂成其積積敗為痢仁齋云小兒有積面目黄腫肚熱脹痛復睡多困叫啼不食或腸閉澁小便如油或便利無禁糞白而酸此等皆積證也然有乳積有食積有氣積要當明辨吐乳瀉乳其氣酸臭此由啼叫未巳以乳與兒停滯不化是為乳積肚硬帶熱渴瀉或嘔此由飲食無度多餐過飽飽後即睡得之是為食積腹痛啼叫利如蟹渤此

因觸忤其氣鬱衛不和淹延日久得之是爲氣積有時時泄下青水如生草汁是受驚而後有積煩悶啾唧常似生嗔名爲驚積因受驚日久而積成之或頷上有汗喘息煩渴潮熱往來肚皮有熱睡中覺腹內有物跳動者是也然積有虛有實虛則渾身微熱不思飲食昏昧神緩抱起如睡實則吐熱糞閉顋腫喉塞痰盛涎鳴熱毒發瘡推此可見矣其傷乳傷食而身熱者惟腹肚之熱爲甚人知傷積肚熱糞酸極臭而夜間有熱傷積之明驗人所不知也其或變證面黑瀉黑久瀉不已肚腹脹滿氣出粗大手心生瘡瘦

弱柔軟皆不可療小兒消積多用青皮然青皮最能
發汗汗者勿多與之

傷積治法 附調脾胃

小兒諸疾皆由乳食無度過於飽傷以致不能剋化
留而成積初得之時不問乳積食積氣積並以木香
丸消積丸之類其驚積以辰砂膏或青龍丸量輕重
而疎導之仍以調氣和胃取愈大凡小兒肚腹或熱
或脹或硬皆由內實法當疎利下之故東垣云食者
有形之物傷之則宜損其穀其次莫若消導丁香爛
飯丸枳术丸之類主之稍重則攻化三稜消積丸木

香見晛丸之類主之尤重則或吐或下瓜蒂散備急丸之類主之以平爲期蓋脾已傷又以藥傷使營運之氣減削食愈難消故至真要大論云大毒治病十去其六小毒治病十去其七常毒治病十去其八無毒治病十去其九肉果菜食之物必無使過之傷其正也凡人以胃氣爲本惟治病亦然小兒胃氣有虛有實虛則嘔吐不食之證實則痞滿內熱之證虛者益之實者損之欲得其平則可矣胃虛用木香丁皮厚朴肉豆蔻等劑胃實用北桔梗枳殼柴胡大黃等劑若夫胃中停寒則乾姜官桂丁香又不可闕實在

酌量但以小小分劑與之夫是為之平胃心者脾之母進食不止於和脾蓋火能生土當以心藥入於脾胃藥之中庶幾兩得古人進食方劑多用益智者此也

傷積諸方

下積丸　治小兒乳食傷積心腹脹滿氣粗肚熱或瀉或吐

丁香　縮砂各十二箇　史君子五箇焙　烏梅肉焙

川巴豆

右為末研細和勻爛飯丸麻子大每三十丸　橘皮

湯送下

木香丸　治小兒乳積食積氣積

木香　蓬朮　縮砂仁　青皮去白

朱砂研細　代赭石研各二錢　大丁香一錢

川巴豆肉紙壓去油一錢

右爲細末和勻飛白麵糊丸麻子大風乾每服二三丸乳傷乳汁下食傷米飲下後與大異香散或和劑異香散亦得氣積橘皮湯下後與和劑流氣飲

五珍丸　治小兒食積

青皮不去白炒焦黄　乾姜炮带生存性　北五灵脂

蓬莪术各一两

右为末，次和称药末一两，肥巴豆肉以石压去油称一钱，研拌和粳米饭糊丸，麻子大，每服三五丸米汤下，饥饱时服。

丁香烂饭丸　治小儿饮食所伤

丁香皮　甘草炙各一钱　砂仁一　益智仁炮

甘松各三钱　丁香　京三稜炮　木香

广术炮各一钱　香附子半两

右为细末，汤浸蒸饼为丸，如菉豆大，每服五七丸

白湯下

木香見睍丸　治傷冷硬物心腹滿悶疼痛

巴豆霜半錢　荊三稜一兩煨　神曲炒一兩　香附子一錢

石三稜半兩煨　升麻三錢　柴胡二錢　草豆蔻煨半兩

右為末湯浸蒸餅丸如麻子大每服十五丸白湯

下量所傷多少服之

三稜消積丸　治傷生冷硬物不能尅化心腹滿痛

丁皮　益智各三錢　陳皮　青皮各五錢

茴香炒半兩　炒麯　廣朮炮　京三稜焙各七錢

巴豆和米炒去米五錢

右爲細末醋糊丸如麻子大每服十丸温姜湯下

食前看虚實加減服

枳實導滯丸　治傷湿冷之物不得施化而作痞滿

悶亂不安

茯苓　黄芩　白术　黄連各三錢

澤瀉二錢　大黄一两　枳實炒　神曲各五錢

右爲細末湯浸蒸餅爲丸如菉豆大每服十丸白

湯送下

青龍丸　治小兒驚積有熱

青黛　茯神　芦薈　南星炮各一錢

射少許　輕粉　巴豆一字　全蝎三箇焙

右先將巴豆研如泥次入諸藥令極細丸如粟米大朱砂爲衣每服一丸薄荷湯送下

辰砂膏

辰砂三錢　鵬砂　馬牙硝各一錢半　玄明粉二錢

全蝎　真珠末各一錢　射一字

右爲末和畢用油单包起自然成膏每服一豆許治諸驚用

朱銀丸

治胎風壯熱痰盛反眼口禁取下胎中蘊受之毒亦治驚

水銀一錢蒸棗研如泥　白附子一錢半　全蝎一錢

南星　朱砂一錢　天漿子　牛黃

蘆薈各半錢　鉛霜半錢和水銀研　腦一字

射一字　直姜蚕炒七箇

右爲末粟米糊丸如芥子大每一丸薄荷湯下

幼科類萃卷之十九

痞癖門

脉法

脉訣云小兒脉伏結爲物聚○錢氏云小兒脉沉細爲癖積○脉經云脉來細而附骨來者積也

痞癖證論

仁齋云痞者塞也結者實也熱氣蘊於胸膈之間留飲聚於腰脇之内於是榮衛不得流行臟腑不得宣通腹满而致痞結勢使然耳此實熱之證也或時發爲壯熱是也癖者血膜包水癖側於脇傍時時而作

痛也惟癖爲能發潮熱惟癖爲能生寒熱故瘧脉家中脘多蓄黄水日久而後結癖寒熱之不已者以此

小兒臟腑和平榮衛調暢則津液自然流通縱使多飲水漿不能爲病惟乳哺失調三焦關膈以致水漿停滯腸胃不得宣行冷氣摶之於是結聚而成癖也

癖積治法

錢氏曰腹中有癖不食但飲乳是也當漸用白餅子下之小兒病癖由乳母乳食不消伏在腹中乍凉乍熱之類不早治必成疳以其有癖則令兒不食致脾胃虚而發熱熱故引飲過多即蕩滌腸胃亡失津液脾

胃不能傳化水穀其脈沉細益不食脾胃虛衰四肢不舉諸邪遂生而成疳矣輕者用仁齋木香丸重者用取癖丸痞結甚者用聖惠甘露散主之

羅謙甫云一小兒病癖積在左脇下硬如覆手肚大青筋發熱肌瘦咳嗽自汗日晡尤甚牙疳口臭惡瘡露出血四肢困倦飲水減少病甚危篤太醫劉仲安先生治之約百日可愈先與沉香海金砂丸一服下穢物兩三行次日合塌氣丸服之十日復以沉香海金砂丸利之又令服塌氣丸如此五換服至月餘其癖減半未及百日良愈近年多有此疾愈之者多錄

之以救將來之病者也

灸法

小兒奶癖目不明者灸肩中俞二穴各一壯取法在肩內膺去脊二寸陷中是穴

小兒癖氣久不消者灸中脘章門二穴中脘從鶻骬下取病兒四指頭是章門在大横骨外直臍季脇端側卧曲上足舉臂取之各灸七壯臍後脊中灸二七壯

禹講師用灸之經驗

脾俞一穴治小兒脇下滿瀉痢體重四肢不收痃癖積聚腹痛不嗜食痎瘧寒熱又治腹脹引背食頓多

漸漸黄瘦在第十一椎下兩傍相去各一寸五分可
灸七壯若黄疳者可灸三壯

痞癖諸方

聖惠甘露飲子　治小兒腹脇痞結脹滿不得宣通

甘遂一分煨令微黄　青皮浸去白焙　黄芩

川大黄剉碎微炒各半兩

右粗末每服一錢水一小盞煎去滓温和服量大
小增減用得通和則止後以糜粥放冷補之

取癖丸

甘遂微炒　芫花炒　牽牛半炒半生研篩取肉

辣桂　蓬术　青皮去白　木香
桃仁浸去皮炒　五靈脂各二錢
右細末去油巴豆一錢研和十分細飛面糊丸麻子大風乾每服一二丸姜蜜煎湯灌下泄後冷粥補仍和胃

挨癖丸　治乳癖穀癥腹中塊痛

代赭石火煅醋淬至碎研七分細　青皮去白　木香
蓬术　五靈脂　北大黄各三錢
巴豆壓去油盡一錢
右爲末醋麵糊丸麻子大每服二丸食後擦姜泡

湯下

代赭丸　治小兒腹中結癖塊痛

代赭石研細　川大黄　木香　五靈脂

朱砂　桃仁浸去皮尖　辣桂各一分　巴豆肉去油半分

右為細末糕糊丸麻子大風乾每服五丸姜湯下

燒丹丸　治小兒食癖乳癖每日午後發熱咳嗽

脇下結硬並皆治之

玄精石燒赤　輕粉各一錢　粉霜　硼砂各半錢

右先將硼砂研細入三味研勻更入寒食麵一錢

研勻滴水和成餅再用麵裹了慢火內煨黄取出

去麵將漿餅再研爲細末滴水和丸如黄米大一
歲五丸二歲十丸夜卧温漿水送下至天明取下
惡物是效如不下漸加丸數如奶癖未消盡爲三
兩日又一服癖消盡爲度

三稜煎丸　治小兒飲食過度痞悶疼痛食不消化
久而成癖也此藥傳治婦人血積血塊尤驗

廣茂黒角者　三稜二味濕紙煨香爲末各一兩

大黄去皮八兩爲末

右大黄銀器內以好醋漬令平滿慢火熬可以二
味爲丸如麻子大或菉豆大每服十丸至十五丸

食後温水送下虚實加減服

青礞石丸　治小兒疳癖

硫黃三錢　青礞石　五靈脂

鍋底黒各一錢半　白丁香一錢去土

右爲末米飯爲丸菉豆大捻作餅子每服二十餅

温水送下

鱉甲猪肚丸　治小兒癖積發熱

柴胡一兩　黃連　鱉甲九肋者佳醋炙黃色各七錢

枳實麩炒　木香　青皮各半兩

右入乾青蒿七錢同爲末以猔猪肚一個去脂盛

藥蒸熟同擣和爲丸如桐子大每服一十丸煎人參湯送下食後服

幼科類萃卷之二十

小便諸證門

論小兒諸淋證治

原病式云淋小便澁痛也熱客膀胱欝結不能滲泄故也巢氏病源曰諸淋皆腎虚所致腎與膀胱爲表裏至水下入小腸通行胞行於陰而爲溲腎氣通於陰下流之道也淋有五名曰膏曰冷曰熱曰血曰石膏淋者見小便有肥脂似膏而浮於小便之上此腎虚不能制水其肥液而下行也冷淋者必先戰慄而後小便此亦腎虚而下焦受冷冷氣入胞與正氣交

争故小便澁而戰慄也熱淋者是下焦有熱熱氣傳於腎流入於胞其溺黃多而澁間有鮮血同來者也血淋者乃熱之極也心者血之主外行經絡內行臟腑熱盛則失其常道心與小腸爲表裏故下流而滲入於胞則爲血也石淋者腎主水水結則化爲石蓋腎爲熱所乘遇小便則莖中痛不得流利痛引小腹則砂石從小便出甚至寒痛令人昏悶遍身有汗而後醒此痛之使然五淋雖曰腎虛所致然小腸爲受盛之腑氣通於膀胱膀胱爲津液之腑氣通於胃餘化下流而不遂皆曰腎氣不足熱入膀胱水道澁而

不利出入起數臍腹急痛蘊作有時或似豆汁膏血並以局方五淋散下龍腦雞蘇丸自然平愈及香芎圓補腎地黄丸與之疎導補益爲上

論小便閉塞不通

曾氏曰嬰兒小便閉而不通者有陰陽二證陰閉者爲冷濕乘虛入裏因而不通名曰陰閉以白芍藥湯加南木香及用炒鹽以絹帕兜令帶熱熨臍四圍併投五苓散入灵砂末溫鹽湯空心調服其效尤速陽閉者因暴熱所逼澁而不通名曰陽閉又有癃閉與淋不同内經宣明五氣篇曰膀胱不利爲癃盖癃者

乃内臟氣虚受熱壅滯宣化不行非澁非痛但閉不通腹脹緊滿並以吹呾五苓散加車前子灯心之類及㧞不通散玉露飲益元散皆可用之或貼薑豉餅於臍上取効不拘陰陽二證𢒰能療之併與萬安飲尤妙

論小兒陰腫

全嬰方云小兒陰腫核腫者由兒啼怒氣逆不順乘虚而行陰核偏大又因甘肥不節生冷過度致生府氣氣結不行流入陰中或傷暑毒或觸風邪使血氣與邪氣相搏停結不散則成陰腫也仁齋云夫若腎

經氣虛或坐石不埶冷氣凝之或近地經久風邪濕氣傷之不爲陰腫幾希矣間有啼叫怒氣閉繫於下結聚不散加以水實不行亦能發爲此疾治用桃仁丸主之丹溪謂脫囊腫大墜下不收用紫蘇莖葉爲末水調荷葉包之一人傳此方用野白紫蘇爲末濕則摻之乾則香油調傅雞皮潰子墜皆有神効此用紫蘇蓋亦同功也

論小兒尿床遺溺

原病式云遺尿不禁者爲冷內經云不約爲遺溺仁齋曰小便者津液之餘也腎主水膀胱爲津液之腑

腎與膀胱俱虛而冷氣乘之故不能約制其水出而
不禁謂之遺尿睡裏自出者謂之尿床此皆腎與膀
胱俱虛而挾冷所致也以雞腸散主之亦有熱客於
腎部干於足厥陰之經挺孔鬱結極甚而氣血不能
宣通則痿痺而神無所用故液滲入膀胱而旋溺遺
失不能收禁也此又不可不知

論小兒尿白便濁

仁齋曰小兒尿白如米泔狀由乳哺失節有傷於脾
致令清白不分而色白也久則成疳此亦心膈伏熱
兼而得之全嬰方云小便初出微赤良久白濁者乃

熱疳之邪也初出黄白久白濁者乃冷疳之候也冷
者益黄散主之熱者牛黄丸主之冷熱者蘆薈丸主
之純下白濁者厚朴丸主之諸失津液欲成疳而小
便白者茯苓散主之可也

論小兒疝證

内經大奇論曰腎脉大急沉肝脉大急皆沉爲疝證
心脉弦滑急爲心疝肺脉沉弦爲肺疝蓋疝者寒氣
結聚之所爲故令臍腹絞痛者是也又巢元方曰諸
疝者陰氣積於内復爲寒疝所傷榮衛不調二氣虚
弱風冷入腹而成故脉經云急者緊也緊則爲寒爲

實爲痛血爲寒泣則爲癥氣爲寒聚爲疝仁齋曰癩疝者陰核氣結腫大而吊痛也多因小兒啼怒不止傷動陰氣故陰氣下結聚而不散得之或胎婦啼泣過傷令兒生下小腸氣閉亦變此候惟是不得流行加以風冷入焉血水聚焉故水氣上乘於肺先喘急以後疝痛其狀有如桃核者亦有稀軟者亦有外腎腫大者亦有木硬者臍下痛楚皆不能忍用藥行心氣逐腎邪利其大小便更無補法並用五苓散當歸散川楝散主之

灸法

小兒疝卵偏腫者灸囊後縫十字紋上三壯春灸夏
較夏灸秋較秋灸冬較冬灸春較
小兒陰腫灸内崑崙二穴各三壯取法在内踝後五
分筋骨間陷中是穴灸小便淋瀝法炒塩不以多少
熱塡滿病人臍内是神闕穴也却用小麦大艾炷灸
七壯良驗或灸三陰交穴

小便諸證方

治淋之劑

香芎丸　治小兒諸淋證若患風閉尤妙

香附　川芎　赤茯苓各半兩

海金沙　滑石各一两　枳殼　澤瀉

石葦　檳榔各三錢半

右爲末糯米粉煮爲清糊丸麻子大每服三十三丸至五十五丸或七十七丸並用麦門冬熟水送下若小便澁痛滴三五點者取長江順流水用火微溫入塩少許調匀空心嚥服

葵子散　治小兒諸淋

葵子　車前子　木通　桑白皮炒

瞿麦　赤茯苓　山梔子　甘草炙等分

右水一盞煎服

導赤散　治小兒血淋

生乾地黃　木通各二錢　黄芩　甘草生各一錢

右爲末每服一錢井水入灯心煎服仍以米飲調油髮灰空心灌下

局方五淋散　治膀胱有熱水道不通淋瀝不出或尿如豆汁或成沙石或如膏或熱怫便血

赤茯苓六錢　赤芍藥　山梔子各二錢

當歸　甘草各五錢

右㕮咀每服三錢水一小盞入灯心煎服

治小便閉塞之劑

五苓散　治小便閉塞不通

猪苓　澤瀉　白术　茯苓

官桂

右剉散水一盞加車前子煎服

木通散　治小兒上焦熱小腑閉煩燥生嗔及淋澁

諸瘡丹毒

木通　地萹蓄各半兩　大黃　甘草

赤茯苓各三錢　瞿麦　滑石　山梔仁

車前子　黃芩各二錢半

右水一鍾灯心三莖或入薄荷煎服

清肺散　治渴而小便閉或黄或澁

五苓散加琥珀半錢　灯心一分　木通七分

通草一分　車前子炒一分　瞿麦半錢

萹蓄七分

右爲粗末每服三錢水煎食前服

挑仁丸

治陰腫之劑

挑仁二浸去皮麸微炒三錢　辣桂　牽牛微炒取仁

白蒺藜炒香擂去刺　牡丹皮　北大黄各三錢

右爲末煉蜜丸麻子大每服五丸或七丸青皮木

香葱白入盐少许煎汤潅下煎大流气饮研青木香潅下亦可

丹溪一方用木通甘草黄连当归黄芩煎服

傅药

牡蛎灰二分　乾地龙一分

右为细末津唾调付外肾热者鸡子清调付

牡蛎散　治小儿外肾肿大茎物通明

牡蛎粉研十分细先以唾津涂肿处次以牡蛎粉糁

又方　治小儿卵肿研桃仁二唾调付

治遗尿之剂

雞肶散 治小兒尿床遺溺不自知覺

雞腸燒 牡礪灰 白茯苓 真桑螵蛸 微炒各半兩

辣桂 龍骨各二錢半

右粗末每服一錢姜棗煎服

又方

雞肶胵一具 雞腸一具燒存性

右爲末每一錢酒調下男用雌雞女用雄雞

治尿白之劑

茯苓散

京三稜 蓬莪朮 煨 縮砂仁 赤茯苓各半兩

青皮　陳皮　滑石　甘草微炒

右爲末每服一錢麦門冬灯心煎湯調下

又方

大甘草頭煎湯服

治疝之劑

當歸散

辣桂　牽牛炒取各半两　當歸

北大黄　桃仁浸去皮焙各二錢半　全蝎一錢半

右細剉每一錢水一盞入蜜煎服以利大便利後

用青皮陳皮茯苓木香縮砂甘草和胃　惡證啓

青不治

川練散　治小兒疝氣小腹痛引腰脊攣曲身不能直

木香　檳榔　三稜　蓬术炮

青皮去白　陳皮　川練肉　芫花米醋炒各半兩

川巴豆肉不去油一錢

右細末飛麵糊丸麻子大每服三丸空心服下前一服姜湯送下

二

丹毒門　附風毒　驚丹

小兒丹毒論

夫熱與血相搏而風冷乘之所以赤腫遊走而遍體也此由乳母酒麵煎炒過食與夫烘衣與兒不候冷而即着多成此疾或發於手足或發於頭面胸背令兒燥悶腹脹其熱如火痛不可言纏有入腹入腎之證便不可救楊氏曰丹有五色乃血熱風毒有盛有衰夾冷夾熱故其色變易不同經云赤紫丹瘤皆心火內鬱而發赤如丹砂故名丹毒蓋心主血熱爲血之媒

謂癮火而色也乃心家血熱盛以動之是以遊走遍體自腹生出四肢者易治自四肢生入腹者難治矣通用敗毒散加紫草茸外用白玉散付之大抵治小兒丹毒必先服表藥內解熱毒方可塗付既毒氣無所泄而入裏害人有身上發時亦如前證不甚焮痒但見出浮於遍體神昏不悅名陰濕毒證此一證不問赤白若入腹入腎多致爲害不可輕視如常自取困耳

論小兒風毒

風毒者因驚風之後風從氣行血從氣使毒氣蓄於

皮膚流結而為腫毒遂成頑核赤色多在腮頰之間或耳根骨節之處重則成癰成癤謂之滷毒風宜以百解散當歸散倍加枳殼大黃或皂角刺薄荷之類如結在腮頰者治用烏豉膏以護咽喉外則敷以拂毒散及外消散之類若因跌撲破橫皮膚風邪侵襲傷處發腫謂之破血傷風可投踈風散活血散黃芩四物之類

論小兒驚丹

曾氏曰嬰孩生後百日之内半歲已上忽兩眼胞紅暈微起面帶青黯色而夜煩啼或臉如臙脂此伏熱

在內亦有臉不紅者始因居胎之時母受重驚邪傷胎氣遞相傳襲降生之後復發熱毒或再有驚有熱熱氣內蘊形之於外初時散生滿面狀如水痘腳微紅而不壯熱出沒休息無定次到頸項赤如丹砂名爲驚丹以四聖散先洗其月次用百鮮散以鮮驚熱丹毒甚則以四物加黃芩之類如驚丹發至胸膈乳間微有瘀喘作痛急宜宣毒拔毒免至內流爲害不淺以五和湯加升麻生乾地黃灯心之類如此調治不生他證拔萬安飲主之

丹毒諸方

治丹毒之劑

葛根白朮散　治小兒赤白丹毒

白朮一錢　茯苓二錢　木香一錢半

甘草二錢半　葛根三錢　枳殼一錢

右剉散用水一盞不拘時服

犀角鮮毒散　治小兒赤丹瘤壯熱狂燥　睡臥不

安胸膈悶滿咽喉腫痛遍身丹毒

牛蒡子炒一兩五錢　甘草二錢半

荊芥穗五錢　防風二錢半　犀角一錢半

右剉散用水煎不拘時服

防風升麻湯　治小兒丹瘤赤腫

防風　升麻　山梔去殼　麦門冬去心

木通　甘草節各一錢

右㕮咀用淡竹葉三片煎食遠服

緑袍散

菉豆五錢　大黄二錢

右為極細末用生姜薄荷汁入蜜塗

白玉散

白玉即滑石　寒水石二錢半

右為極細末用醋調或井水調塗

碧雪

芒硝　青黛　寒水石　石膏

朴硝　馬牙硝　甘草各一錢

右爲極細末傅

氷黃散　治小兒赤瘤丹毒用鈹刀子踈去瘤頭赤暈惡血毒汁

土硝五錢　大黃一錢

右爲極細末用新井水調勻塗

治風毒之劑

解散風毒

百觧散

甘葛二兩半　升麻　赤芍藥各二兩黄芩一兩

麻黄七錢半　薄桂二錢半　甘草一兩半

右用水一小盞姜三片葱一根風熱盛加薄荷

當歸散

當歸　赤芍藥各二兩大黄一兩二錢　川芎

麻黄各半兩　甘草一兩

右水一鍾姜三片煎服

拂毒散　治小兒諸風熱陰毒腫核已結成未穿潰

或正發者

半夏一兩　貝母　大黄　朴硝

五倍子各二錢半

右爲末用醇醋或一錢二錢塗患處如乾再塗仍服疎風化毒之劑餘藥成末除朴硝臨入杵勻用

外消散

大黄　牡礪各半兩　朴硝二錢

右爲末抄一錢或二錢取田螺三枚淨洗再以水半盞浸過一宿去螺用水調塗腫處即消

治破血傷風之劑

疎風散　治小兒薄劣跌觸頭腦或弄刀錐因而破

血感風致面目傷痕浮腫
荊芥一兩　防風二錢半　甘草二錢
右爲末每服一錢無灰酒調服葱湯亦好
活血散　治小兒破血傷風
當歸　生地黃　川芎　紅花
赤芍藥　蘇木各半兩　甘草三錢
右水一鍾煎至六分温服
治驚丹之劑
黃芩四物湯　治小兒驚丹
當歸　地黃　川芎　赤芍藥各等分

黄芩

右水一小盞煎至六分温服

五和湯

當歸　赤茯苓各半兩　甘草　大黃

枳殼各七錢半

右水一盞煎六分無時温服

三解散　治小兒驚啼面紅目赤口瘡痰嗽

人參　防風　天麻　茯神

鬱金無以山梔代之　白附子　大黃各二錢半

赤芍藥　黄芩　殭蠶各五錢　全蝎去尖十五尾

枳殼二錢　粉草六錢

右爲末每服半錢用温薄荷湯或灯心湯調服

幼科類萃卷之二十二

黄疸門

脉法

脉經曰脉沉渴欲飲水小便不利者皆發黄疸凡發黄寸口無脉鼻氣冷並不可治

論小兒諸疸之由

錢氏曰凡小兒身皮目皆黄者黄病也身痛髆背強大小便澁一身皆黄面目指爪皆黄小便如屋塵色着物皆黄渴者難治此黄疸也二證多得於大病後又有一證生下百日及半身不因病後身微黄者胃

熱也大人亦同又有由黃腹大食土渴者脾疳也又有目生而身黃者胎疸也經云諸疸皆屬於熱色深黃者是也若淡黃兼白者胃怯胃不和也丹溪云不必分五同是濕熱如盦麯相似此理甚明全嬰方論云夫發黃者皆由寒濕之氣蘊結於脾胃蒸發而成也陽明病無汗小便不利心中熱壅必發黃巢氏曰小兒百日半歲非傷寒瘟病而身微黃者亦是脾胃熱忌不可灸也灸之則熱甚此是將息過度所爲微薄其衣欲與除熱丸散投之自歇不得妄與湯劑及灸爲害不淺淺也

論發黃治例

難知云色如熏黃乃濕病也一身盡痛色如橘子黃者黃病也一身不痛乾黃燥也小便自利四肢不沉重渴而引飲者梔子栢皮湯濕黃脾也小便不利四肢沉重似渴不欲飲者大茵陳湯若大便自利而黃者茵陳梔子黃連三物湯往來寒熱一身盡黃者小柴胡加梔子湯羅謙甫云小兒季夏身體蒸熱胸膈煩滿皮膚如清橘之黃眼中白睛亦黃筋骨痿弱不能行立此由季夏之熱加以濕氣而蒸熱搏於經絡入於骨髓使臟氣不平故脾遂乘心濕熱相合而成

此疾也蓋心火實則身體蒸熱胷膈煩滿脾溼勝則皮膚如漬橘之黄有餘之氣必乘己所勝而侮不勝是腎肝受邪而筋骨痿弱不能行立內經言脾熱者色黄而肉蠕動又言溼熱成痿信哉所言也所謂子能令母實實則瀉其子也蓋脾土退其本位腎得復心火自平矣又內經曰治痿獨取於陽明正謂此也

加減瀉黄散主之

加減瀉黄散方　此藥退脾土復腎水降心火

黄連　茵陳各五分　黄栢　黄芩

茯苓　山梔各三分　澤瀉二分

右㕮咀都作一服水一盞煎至六分去柤稍熱服食後一服滅半待五日再服而良愈

内經云土位之主其瀉以苦又云脾苦濕急食苦以燥之故用黄連茵陳之苦寒除濕熱爲君腎欲堅急食苦以堅之所以黄栢之苦辛寒強筋骨爲臣濕熱成煩以苦瀉之故以黄芩山梔子之苦寒止煩滿爲佐濕淫於内以淡泄之故以茯苓澤瀉之甘淡利小便導濕爲使也

茵陳湯　治小兒陽明病發熱汗出者此爲熱越不能發黄也身無汗劑頸而還小便不利渴欲飲水

者此爲瘀熱在裏必發黄傷寒七八日身黄如橘
色小便不利腹痛者並主之
山茵陳　梔子仁　川大黄
右等分㕮咀水煎加減服日進三服小便當利尿
如皂莢汁狀色正赤一宿腹減痛黄隨小便中去
也
梔子蘗皮湯　治小兒身黄發熱
梔子仁十箇　甘草一兩炙　黄蘗二兩
右㕮咀水一小盞煎六分加減服
犀角散　治小兒黄疸一身盡黄

犀角一两　茵陳　瓜蔞根　升麻
龍胆草　生地黄各半两　寒水石
右㕮咀水一盞煎六分温服一方治小兒忽發黄
面目皮肉盡黄瓜蔞汁和蜜服之良驗
瓜蔕散　治小兒三歲忽發心滿堅硬脚手心熱則
變爲黄病不急治殺人
瓜蔕七箇　赤小豆七粒　秫米七粒
右爲末用一字吹兩鼻内令黄水出未盡再用水
調服之得吐黄水即差一方瓜蔕一兩赤小豆四
兩爲末每服一錢温水調服藥下即卧當有吐以

吐清黄汁爲効虚人不可用

茯苓滲湿湯　治小兒黄疸寒熱嘔吐而渴欲飲冷水身體面目俱黄小便不利不得安卧不思食

白茯苓五分　澤瀉三分　茵陳六分　猪苓二錢

黄芩　黄連　梔子　防己

白术　蒼术　陳皮　青皮

枳殻各二錢

右剉散水一小盞煎六分徐徐温服

丹溪一方　治小兒吐瀉黄疸

三稜　蓬术　青皮　陳皮

神麯　麥芽　黃連　甘草

白术　茯苓

右爲末溫水調服傷乳食吐瀉加山查時氣吐瀉

加滑石發熱加薄苛

幼科類萃卷之二十三

諸血門

論小兒吐血衄血便血下血

全嬰論云夫吐血者榮衛氣逆也榮者血也衛者氣也榮衛相濟不失常道一有所勝則致妄行血者水也決之東則東流決之西則西流氣之使血其勢如此巢氏云血者是有熱氣盛而血虛熱乘於血血性得熱則流散妄行氣逆則血隨氣上故令吐血也又或飲食太飽之後脾胃內冷不能消化忽吐所食之物氣血相衝因傷肺胃亦令吐血若久嗽氣逆面目

浮腫而嗽吐血者是虛損也

衄血者是五臟熱結所為也血隨氣行通流臟腑冷熱調和不失常度無有壅滯亦不流溢血得寒而凝結得熱而流散熱乘於血血隨氣發溢於鼻者也又有因傷寒瘟疫諸陽受病不得其汗熱傷於五臟故從而出也

大便下血者是大腸熱結損傷所為也臟氣既傷風邪自入或蓄熱或積冷或濕毒於脾胃或將食傷於臟腑因茲冷熱交擊濕互作致動血氣停留於內凝滯無歸滲入腸中故大便下血也或有腹脹冷氣

在内攻衝亦令大便下血又因風冷乘虚客入脾胃或瘀血在於腸胃濕毒下如豆汁又痔傷於臟亦能便血若上焦心肺積熱施注大腸亦令大便下血也亡血脾弱必渴久則血虚其人必肌體萎黄頭髮不累矣

溺血者蓋心主血與小腸相合血之流行週遍經絡循環臟腑若熱聚膀胱血滲入脬故小便血出也

血證諸方

黄芩湯　治小兒衄血吐血下血

右以黄芩爲末煉蜜丸如雞頭大三歲一丸濃鹽湯下栢葉石榴花爲末吹鼻治衄血吐血一方定州甆器末治嘔血破血止血

栢枝飲　治小兒衄血吐血

栢枝乾者　藕節乾者

右等分爲末三歲半錢藕汁入蜜沸湯調下一方白芍藥爲末磨犀角汁調治咯血衄血

龍胆丸　治小兒衄不止

黃連　龍膽草

右等分爲末糊丸如小豆大三歲三十丸或作散

子以濃鹽水送下

蘗皮湯　治小兒衄血

蘗皮一两　梔子一两　甘草炙半两

右㕮咀三歲一錢水一小盞煎三分去滓

一方剪金花葉陰乾水煎服

一方白芨末水調塗鼻上并顖門立止

辰膠散　治小兒吐血

阿膠炒　蛤粉等分　辰砂少許

右為末和粉紅色三歲一錢藕汁和蜜調下

膠黃散　治小兒大衄口鼻耳出血不止十五六歲
兒陽盛多此病

阿膠二兩　蒲黃半兩

右為末三歲半錢生地黃汁微煎調下食前

五倍丸　治小兒大便下血如腸風臟毒

右以五倍乾為末煉蜜丸如小豆大三歲三十丸
米湯空心下

訶灰散　治小兒因瀉大便有血

右以訶子燒灰存性一半為末米湯調下食前三

歲一錢

桃膠丸　治小兒小便出血　陰莖中痛

右以桃膠一塊如棗大水一盞半煎三分日進三

服下石子如豆石盡止藥

火府散　治小兒小便出血

木通　生地黃　甘草　黃芩

右爲末水一盞煎六分不時溫服

幼科類萃卷之二十四

諸汗門

論小兒諸汗

夫汗者心之所藏在内爲血發外者爲汗蓋汗乃心之液故人之氣血平則寧偏則病經云陰虛陽必湊則發熱而自汗陽虛而陰必乘則發厥而自汗皆由陰陽偏勝而致也小兒血氣嫩弱膚腠未密若厚衣温煖燻蒸臟腑臟腑生熱熱搏於心爲邪所勝故液不能内藏熏出肌膚則爲盜汗也又或傷於冷熱冷熱交爭陰陽不順津液走洩亦令睡中汗自出其間

有虛實之證虛者謂諸病後大汗後血氣尚弱液溢自汗或潮熱或寒熱發過之後身涼自汗日久令人黄瘦失治則變爲骨蒸疳勞也丹溪云盜汗者謂睡而汗出也不睡則不出汗出方其睡熟也濈濈然出焉覺則止而不復出矣亦是心虛宜斂心氣益腎水使陰陽調和水火升降其汗自止錢氏云上至頭下至項謂之六陽虛汗不須治之

諸汗治法

錢氏云小兒睡而汗自出者肌肉虛也止汗散主之遍身汗出者香瓜丸主之上至胷下至臍此胃虛也

當補脾益黃散主之
脾虛泄瀉自汗遍身冷而出有時遇瀉則無瀉過則
有此候大虛急當補脾宜益黃散參苓白朮散附子
理中湯之類
肺虛自汗其候右臉色多㿠白肺脉按之無力蓋久
因咳嗽連聲不已痰少不治乃肺經氣上壅致令汗
出宜補肝散藿香飲調脾此又益母救子之義也
慢驚自汗遍體俱有其冷如冰此證已危金液丹固
真湯主之
有實證自汗外因感冒風邪發熱無間昏醒浸浸汗

出或厚衣卧而額汗出也當救表解肌用百解散止汗散主之

小兒無疾但睡中遍身汗出如水覺而經久不乾此名積證盜汗脾冷所致宜三稜散次黃芪散主之

有時時冷汗漸出髮根如貫珠面額上濈濈然此為驚汗宜鎮驚丸琥珀抱龍丸及茯神湯加麻黃根取効有病困睡裸中而身體汗流此因陽虛所致久不已令人瘦瘠心氣不足津液妄出故也用茯神湯加黃芪與之

自汗諸方

團參湯　治小兒虛汗或心血液盛亦發爲汗此藥收歛心氣

新羅人參　川當歸各三錢

右剉細用雄猪心一箇切三片每服二錢猪心一片井水一盞半煎至一盞食前兩次服

止汗散　治小兒睡而自汗

故蒲扇灰如無扇只將故蒲燒灰

撲汗方

黄連　牡礪粉　貝母各半兩　米粉一升付之

牡礪散　治血虛自汗或病後暴虛津液不固自

汗

牡蠣一两　黄芪　生地黄各一两

右剉散每服二錢或加浮麦煎

通神丸　治小兒夜間通身多汗

龍胆草不拘多少　一方加防風

右爲末醋糊丸菉豆大每服五七丸米飲下

幼科類萃卷之二十五

咽喉齒舌門

咽喉

咽喉者爲一身之總要與胃氣相接呼吸之所從出若胷膈之間蘊積熱毒致生風痰壅滯不散發而爲咽喉之病喉内生瘡或狀如肉腐爲膿爲痛窒塞不通吐嚥不下甚則生出重舌治之尤宜先去風痰以通咽膈然後解其熱毒遲則有不救之患大抵咽喉之疾本傷熱毒上攻也四時受熱藏於心肺之間宜所觸上攻咽喉所謂腎傷寒也然其證有肉蛾有重

舌木舌胙腮有懸癰腫脹有裹外皆腫甚者上攻頭面皆腫大法先洗口中舌上白胎其次掃去風涎如此单雙肉蛾可針則針有不可針者則用薰撩藥退後方依次用藥輕者服藥而自退不須用針及藥點其瘡其瘡自消也纏喉風者乃心胷蓄熱生風積聚風痰而作也若鼻青黑塞噎頭低痰如膠色不可治

齒證

錢氏曰小兒變蒸乃骨之餘氣自髓分入齗中作三十二齒而齒牙不及三十二數者由變不足其常也或二十八日即至長二十八齒又云小兒變蒸蜕齒

者如花之易茁所謂不及三十二齒由變之不及齒當與變日相合也年十七八齒方明齒生遲者乃稟受腎氣不足即髓不強蓋骨之所絡而為髓不足故不能充於齒所以齒生遲也故初生兒有重齦重齶者由其血氣不收歛成肉故頰裏上有物如芦擇盛水狀腫者名重齶有著齒齦者名重齦治法當以綿纏長針留兩處如粟米大以刺之令泄出血汁先用淡鹽湯洗拭次用一字散即愈

舌證

夫舌者心之候脾之脉絡於舌者也臟腑壅滯心脾

積熱熱氣上衝故令舌腫漸漸脹大塞滿口中是爲木舌若不急療必至害人宜用紫雪竹瀝調服即愈重舌者亦心脾有熱也盖心候於舌所主者血脾之絡脉出於舌下若心脾有熱則血氣俱盛附舌根而重生一物形如舌而短小也謂之重舌以真蒲黄和黄栢末點之或牙硝亦可錢氏云脾臟微熱令舌絡微緊時時舒舌治勿用冷藥及下之當少以瀉黄散漸服之亦或飲水者醫疑爲熱必以冷藥下之非也飲水者脾胃虛津液少也又加面黄肌瘦五心煩熱即爲疳瘦宜加胡黄連升輩大病者已用藥弄舌者

凶

治咽喉之劑

化毒湯　治小兒觧風熱上攻咽喉腫痛乳食不便
桔梗去芦炒五錢　薄荷葉二錢半　荊芥穗　甘草各一錢半
山豆根一錢半　牙硝二錢　鵬砂二錢　朴硝一錢
雄黃水飛　朱砂水飛各二錢
右為極細末傳或温湯調不拘時候服少許含嚥

甘桔湯　治小兒感冒風熱火氣薰逼痘瘡蘊毒上
攻咽喉腫脹痰氣不順咳嗽失音
人參去芦五錢　桔梗蜜浸炒一兩　甘草半生半炙二錢

右剉散用水煎不拘時服

立効散 治小兒咽喉痺痛不能吞嚥

鵬砂 龍腦 雄黃 朴硝各半錢

右爲極細末乾摻

吹喉散 治小兒咽喉腫痛氣塞不通

甘草生二錢半 朴硝一两

右爲細末乾摻咽喉中如腫甚者用小竹管吹入

喉内

治齒牙之劑

麦門冬散 治小兒客熱胃中齒齦腫痛或出鮮血

人參　麦門冬去心　天門冬去心　生地黄
熟地黄　赤茯苓　白茅根各三錢　甘草炙一錢
右㕮咀水一盞不拘時服
芎藭散　治小兒齒遲不生以此藥末擦牙根即生
芎藭　生地黄　山芋　當歸
芍藥　甘草各等分
右爲末每服二錢白湯下或用擦牙齦上
細辛散　治小兒風蛀牙疼腮頷浮腫
荆芥穗　細辛各一兩　砂仁半兩　白芷
紅椒　草烏各二錢　鶴虱　猪牙皂角

蓽撥各半兩

右爲末每用少許頻擦患處有涎吐之仍用水灌漱

治重舌木舌弄舌之劑

烏魚散　治小兒心脾有熱一則血氣俱盛其舌下近舌根生形如舌者謂之重舌

烏魚骨五錢　蟯蜋二錢半　蒲黄二錢半　白礬煅半分

右爲極細末用雞卵黄調勻塗舌上嚥津無妨

青液散　治小兒重舌及口瘡

青黛一錢　龍腦一字　朴硝一錢

右爲細末用蜜調鵞翎蘸少許付之

當歸連翹湯 治小兒心脾有熱舌下有形如舌而小者謂之重舌

當歸尾 連翹 川白芷各三錢

大黄煨 甘草各一錢

右㕮咀用水一小盞煎食前服

瀉黄散 治小兒木舌

藿香葉三錢半 山梔五錢 石膏二錢半

甘草二錢 防風二兩

右剉散用水小盞不拘時服

川硝散　治小兒木舌

朴硝五錢　真紫雪一分　塩半分

右爲細末入竹瀝三兩點用白湯調付[illegible]津無妨

一捻金散　治小兒重舌木舌

雄黄二錢　鵬砂一錢　腦子少許　甘草半錢

右爲細末乾掺舌上或用蜜湯調鵞翎刷[illegible]

耳目口鼻門

論小兒耳目口鼻諸證

耳者腎之候小兒腎氣實其熱上衝於耳遂使津液壅滯爲稠膿爲清汁者此也亦有沐浴水入耳中水湿停留搏於血氣醞釀成熱亦令耳膿久不瘥變成聾以龍骨散主之又湯氏云有五般停耳停耳者常有黄膿出也膿耳者常有紅膿出也纏耳者常有白膿也五耳者耳内瘠臭㲽耳者耳内虚鳴時出青膿病雖五般其源一也皆由水入耳中而因有積熱

上壅而成若不早治久則成聾宜胭脂膏治之仍服
化毒退熱等劑即愈也
錢氏曰目內赤者乃心家積熱上攻宜導赤散主之
淡黄者心虛熱生犀散主之青者肝熱瀉肝丸主之
黄者脾熱瀉黄散主之眼目視物不明不腫不痛不
赤無翳膜或見黑花無眼光者是肝腎俱虛不可便
服凉藥宜地黄丸主之有痘瘡入眼以決明散密蒙
花散主之有小兒初生眼閉者由產母食熱物毒物
致成斯疾治法當以熊胆少許蒸水洗眼上一日七
次如三日不開用生地黄湯服仍須乳母服山茵陳

湯凡初生小兒須洗令淨若洗不淨則穢汁浸漬於眼眥中使眼赤爛至長不瘥母食熱物熱藥名曰胎赤有因難產胎氣頗逆轉側差緩其血壓於兒首遂致瀸血滲下盛則灌注其眼不見瞳人輕則外胞腫赤上下弦爛若投涼藥必寒臟腑宜與生地黃湯主之

口糜者乃膀胱移熱於小腸膈腸不便上爲口糜心胃壅熱水穀不傳下傳小腸以導赤散去小腸熱五苓散瀉膀胱熱故以導赤散調五苓散主之鵝口者

小兒初生口內白屑滿舌上如鵝之口故曰鵝口也此乃胎熱而心脾最盛重發於口也用髮纏指頭蘸

薄荷自然汁水拭口内如不脱濃煑粟米汁拭之即用黄丹煅過出火毒摻於患處口瘡者乃小兒將養過温心臟積熱熏蒸於上故成口瘡也宜南星末醋調貼兩脚心乳母宜服洗心散以瀉心湯主之丹溪云一小兒口瘡不下食衆以狐惑治之必死後以礬湯於脚上浸半日頗寛以黄柏蜜炙姜蚕炒爲末付之立下瘥乳而安

鼻爲肺之竅因心肺上病而不利也有寒熱者邪傷皮毛氣不利而壅清道而爲病也故小兒鼻塞者由肺氣通於鼻氣爲陽若氣受風寒停滯鼻開則成鼻

塞氣寒冷津液不收則多鼻涕若冷氣久不散膿涕結聚使鼻不聞香臭則齆鼻若挾熱則鼻乾皆阻礙乳又小兒稟賦胎氣充實三關九竅五臟六腑內外呼吸上下貫通流行百脉正順三焦者皆由所協元命自然之氣也凡產芽兒三朝五日六晨一臘忽然鼻塞吻乳不能開口呼吸者多是乳母安睡之時不知所持鼻中出息吹着兒顖或洗浴用水溫冷氣不通風邪所以致兒鼻塞

諸方

治小兒耳病之劑

龍骨散

明礬（煆）　龍骨（研各三錢）　黄丹（煆二錢）　胭脂（一錢）

射香（少許）

右細末先以綿杖子撚去水次用鵝翎吹藥入耳

本方加海螵蛸

月蝕耳瘡方

胡粉和東壁土爲末傅之

又方蝦蟇燒灰存性爲末和猪脂傅

蔓荆子散　治小兒上熱耳出膿汁

甘草炙　升麻　木通　赤芍藥

桑白皮炒　麥門冬去心　生地黄　前胡

甘菊　赤茯苓　蔓荆子

右剉每服二錢薑三片棗一枚煎服

治眼目之劑

生地黄湯　治初生小兒眼不開

乾地黄　赤芍藥　川芎　當歸去蘆

瓜蔞根　甘草

右為細末少許用燈心煎湯調抹入口中速服

真金散　治小兒初生洗眼不淨則穢汁浸漬於眼眥中使瞼赤爛至長不瘥母食熱物熱藥名曰胎赤

黄連去須　黄栢　當歸　赤芍藥各一錢

杏仁去皮尖半錢

右剉散乳汁浸一宿晒乾為極細末用生地黄汁調一字頻頻點眼新綿裹荊芥湯浸溫時時洗浴

母服

洗心散

甘草生　當歸　麻黄　芍藥

白术　荆芥穗　大黄煨各半錢

右為極細末用生姜薄荷煎湯調化食遠服

四聖散　治小兒胎受熱毒生下兩目不開

燈心　黄連　秦皮　木賊

棗各五錢

右㕮咀用水小盞澄清頻洗兩目自開不拘時候

辟塵膏　治小兒塵埃入目揩成腫痛發熱啼哭油

烟細墨

右以墨新汲水濃磨入玄明粉半錢和勻為膏用

筆多蘸點目內三五次忌熱物

牛黃膏　治小兒鬪睛

牛黃半錢　白附子炮一錢　桂去皮一錢　全蝎去毒炒一錢

川芎一錢　石膏一錢　白芷二錢　藿香葉

辰砂水飛二錢　射香一錢

右為極細末煉白蜜丸如芡實大用薄荷煎湯研

化

治口瘡之劑

保命散

白礬煅一錢　馬牙硝五錢　朱砂一錢

右為極細末每用一字取白鵝糞以水攪取汁調

塗

口角瘡爛方

髮灰 為細末猪脂和傅

胡黃連散 治小兒口糜

胡黃連五錢 細辛 宣黃連各三錢

藿香一錢

右四味為末每用半錢乾摻口內頻漱吐之

綠袍散 治老幼口瘡多時不効者

黃柏四兩 甘草炙二兩 青黛一兩

右先杵二味為末入青黛同研勻每用半錢乾摻

口内忌醋醬鹽一二日

黃連升麻散　治小兒口舌生瘡

升麻一兩半　黃連七錢半

右爲末綿裹含嚥汁

治鼻病之劑

開關散

香附子炒去皮　川芎去土　荊芥穗　黃蚕炒去絲嘴

細辛葉　猪牙皂角

右爲細末入生葱白搗成膏用紅絹盛夜睡貼顖

門

川芎膏　治小兒鼻塞

川芎　細辛　藁本　川白芷

甘草炙各三錢　杏仁去皮尖七箇　龍腦半錢　射香半錢

右為極細末煉白蜜丸如梧子大用燈心煎湯研化服如體弱者用新綿包一丸塞鼻孔中男左女右

細辛散　治小兒氣塞多涕

細辛　防風　川芎　前胡

人參　甘草各一錢

右為極細末用乳香煎湯調化服

萬金膏 治小兒齆鼻

羌活 川芎 細辛 石菖蒲

木通 麻黃各一錢 龍腦 射香各半錢

右為極細末煉白蜜丸如梧子大用新綿包一丸

塞鼻孔中男左女右

牛黃犀角丸 治小兒肺壅鼻乾

牛黃半錢 犀角末 川芎 升麻 細辛

麻黃 甘草炙各一錢半 朱砂 龍腦各半錢 射香半

右為極細末煉白蜜丸如芡實大用荊芥煎湯研

化服

幼科類萃卷二十七

雜證門

顖陷證治

始因臟腑有熱渴引水漿致成泄痢久則血氣虛弱不能上充腦髓故顖陷如坑不得平滿狗頭骨炙黄為末雞子清調付之

顖填證治

顖填者顖門腫起也脾主肌肉乳哺不常饑飽無度或寒或熱乘於脾家致使臟腑不調其氣上衝為之填脹顖突而高如物堆垛毛髮短黄自汗之若寒氣上

衝則牢鞕熱氣上衝則柔軟寒者溫之熱者凉之劑量輕重無與調氣小兒汗盛風熱交攻亦然未易退瘥

鮮顱證治

小兒年大頭縫開解而不合也腎主髓腦也髓海腎氣有虧腦髓不足所以頭顱開而不能合凡腦髓欠少如木無根不過千日終無完日必成癈人如與錢氏地黄丸

大熟地黄 洗焙四錢　山茱萸　乾山藥 各二錢

澤瀉 一錢　牡丹皮　白茯苓 各一錢

右末煉蜜丸桐子大每服一二丸温熟水空心調下仍用大南星微炮為末米醋調付於緋帛烘煖貼之

又方

華陰細辛去苗土　辣桂去粗皮　乾姜生

右等分為末乳汁調付

滯頤證治

小兒滯頤涎流出而漬於頤間也涎者脾之液脾胃虛冷故涎液自流不能收約法當溫脾

半夏　木香各半兩　川白姜生　白术

青皮　陳皮各二錢半

右細末糕糊丸麻子大一歲十丸二歲二十丸米

湯灌下

語遲證治

言心聲也小兒受胎其母卒有驚邪邪氣乘心故兒

感受母氣心不守舍舌本不通四五歲大不能言也

菖蒲丸主之

菖蒲丸

人參　石菖蒲　麥門冬去心　川芎

遠志取肉薑製炒　當歸各二錢　滴乳香　朱砂[illegible]

右末煉蜜丸麻子大每服十丸粳米飲下

夜啼證治

夜啼小兒臟冷也陰盛於夜則冷動冷動則爲陰極發燥寒盛作疼所以夜啼而日歇也鈎藤散主之

鈎藤散

鈎藤　茯神　茯苓　川芎

當歸　木香各一錢　甘草半錢

右末每服一錢姜棗略煎服其或心熱而煩啼必有臉紅舌白小便赤澁之證鈎藤散去當歸木香加朱砂末一錢研和每服一錢木香煎湯調下又

有觸犯禁忌而夜啼者醋炭薰服蘇合香丸急以術驅之

龜胸證治

胸高腫滿其狀如龜此肺經受熱所致也乳母酒麪無度或夏月熱煩熱乳與兒得之或乳母多食五辛亦成此候

川大黃三分焙 天門冬去心 杏仁去皮尖 百合

木通 桑白皮炒 甜葶藶炒爛 石膏

右末煉蜜丸菉豆大每服五丸食後臨臥熟水化下

龜背證治

嬰兒生下不能保護客風吹脊入於骨髓故也或小兒坐早亦致傴僂背高如龜背矣然此多成痼疾間有灼艾收功肺俞穴第三椎骨下兩傍各一寸半膈俞穴第七椎骨下各一寸半以小兒中指中節為一寸艾炷如小麥大但三五壯為止

臍病證治

安臍散 治臍中汁出或赤腫

白石脂末焙出火氣付之日三度或油髮灰付或當歸末付

臍瘡

當歸末付或蝦蟇灰付亦好

鶴節證治

小兒禀受不足血氣不充故肌肉瘦薄骨節呈露如鶴之膝抑亦腎虛得之腎虛則精髓內耗膚革不榮易為邪氣所襲日就枯悴其殆鶴膝之節乎錢氏地黄丸本方加鹿茸酥炙牛膝各三錢脩合服餌一同三歲以上與十五丸

行遲證治

骨者髓之所養小兒血氣不充則髓不滿骨故軟弱

不能行抑亦腎肝俱虛得之肝主筋弱而不能束也

地黄丸 方見腎肝門加牛膝五加皮酒炙鹿茸

虎脛骨 酒炙 生乾地黄 酸棗仁 酒浸去皮炒香

辣桂 白茯苓 防風 當歸

川芎 牛膝 等分

右末每服一錢半以粥飲調次入好酒二點再調

食前服日二劑

瘡癬證治

鯽魚方 治小兒白禿

鯽魚一尾重三四兩者去腸肚以亂髮填滿濕

紙裹燒存性

雄黄

右用末生麻油調付先以葱水洗拭後用藥

又方　桑榆白皮為末醋調付

又方　練根皮燒猪脂調付

又方　蛇皮燒存性為末猪膏調付

漏瘡方　鍊成松脂末并髮灰生號丹填付

諸瘡久不瘥方

白膠香半兩碾末輕粉二錢研和猪膏付或猪

筒骨髓調白膠香即是松脂亦治大風以松脂

鎔煉投冷水中為末水調空心常服

瘭瘡方　治卒得瘭瘡赤爛牛糞燒灰研細付

魚臍瘡方　瘡頭黑深破之黃水出四畔浮漿

蛇蛻皮燒存性細研雞子清調付

蠼螋瘡方　燕窠土研細豬脂調付

癬方

水銀一分　胡粉二分水研入雞冠血付

前甲散　治小兒眉叢中生瘡名曰鍊銀瘡

穿山甲前膊鱗炙焦為細末麻油輕粉調付

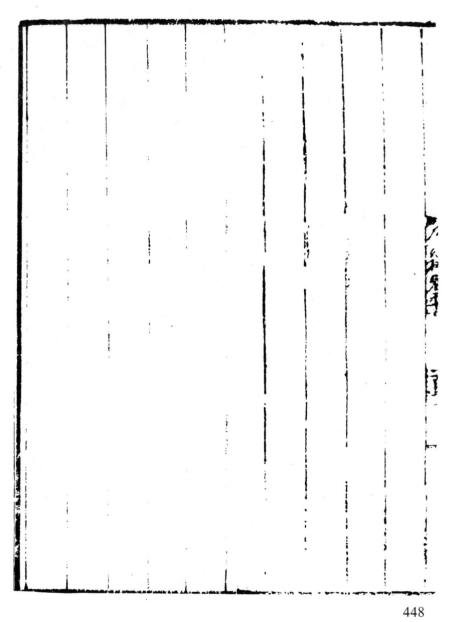

幼科類萃卷之二十八

痘瘡門

脉法

仁齋云小兒三部脉洪數往來大小不應指而疾速者為痘瘡

丹溪以耳後有紅筋赤縷者為痘

論小兒痘瘡受病之由

陳文中曰小兒在胎之時乃母五臟所養成形也其母不畏禁忌恣意所欲加添滋味好啖辛酸或食毒物其氣搏於胞胎之中所以小兒在胞胎之時受得

此毒名曰三穢液毒今痘瘡者是三穢液毒所出也
丹溪云其始發與傷寒相類故發熱煩燥臉赤唇紅
身痛頭疼乍涼乍熱噴嚏呵欠咳嗽痰涎有因傷風
傷寒而得者有因傷食嘔吐而得者有因跌撲驚恐
蓄血而得者或為擦眼嚙牙驚搐如風之證或口舌
咽喉肚腹疼痛之狀瘡從口腹中出故痛耳或為煩
燥狂悶譫語之形或自汗或下利或發熱或不發熱
證候多端卒未易辨亦須以耳冷足冷驗之蓋
謂瘡疹屬陽腎臟無證耳與骫足俱屬於腎故腎之
部位獨冷也然五臟三液所發各有一證心為紅點

以心主血色赤而小肝為水泡以淚出如水色赤而差大肺為膿泡以涕稠濁色白而大脾主結痂其色微黄惟腎不容毒歸腎變黒則死矣大抵天地萬物遇春而生至夏而長乃陽氣熏蒸故得生成者也今痘瘡之病臟腑調和血氣充實自然易出易靨盖因外常和煖内無冷氣之所由也故曰春夏為順秋冬為逆此言大畧耳凡先發搐而後痘者生瘡已瘥而後發風者死或吐或瀉者死先發熱自利而後瘡出者存瘡已發而後泄瀉不止者亡瘡黒而忽瀉膿血痂皮者順腹中有瘡也瀉血而水穀不消者逆脾胃

虚也或瀉血而瘡壞無膿者死胃爛也錢氏曰一發便出盡者重瘡夾疹者半輕半重出稀者輕外黑裏白者微重也外白裏黑者大重也瘡端裏黑如針孔者勢劇也青乾紫陷睡昏汗出不止煩躁熱渴腹脹啼喘大小便不通者困也調護之法解毒和平安表而已虚者益之實者損之冷者溫之熱者平之是為權度借喻而言譬如籠炊之法但欲其鬆耳亦須謹避風寒使之氣體和通其於粥餌則勿令飽而氣實飢而內虛如此在瘡家無意焉

論瘡疸首尾不可汗下

錢氏療瘡疹證候惟用温凉之劑治之又戒云不可
妄下及妄攻發蓋毒發於表如苟妄汗則榮衛一虛
重令開泄轉增瘡爛由是風邪乘間變證者有之毒
根於裏如苟妄下則内氣一虛毒不能出而返入焉
由是土不勝水變黑歸腎身體振寒耳骫反熱眼合
肚脹其瘡黑陷十無一生汗下二説古人所深戒以
此觀之瘡疹證狀雖與傷寒相似而其治法實與傷
寒不同傷寒從表而入裏瘡疹從裏而出表故也其
或氣實煩燥熱熾大便秘結不通者宜略與疎之若
小便赤少者分利之則熱氣有所滲而出凡熱又不

可驟遏但輕解之若無執熱則瘡又不能發越也

論痘瘡服熱藥之誤

丹溪曰讀前人之書當知其立言之意苟讀其書而不知其意求通於用不可得也痘瘡之論錢氏為詳歷舉源流經絡分明表裏虛實開陳其施治之法而又證以論辨之言深得著書垂教之體學者讀而用之如求方圓於規矩較平直於準繩引而伸之觸類而長之可為無窮之應用也今人不知致病之因不求立方之意倉卒之際據證檢方漫爾一試設有不應并其書而廢之不思之甚也近因局方之教久行

素問之學不講抱疾談醫者類皆喜溫而惡寒喜補而惡解利忽得陳氏方論皆燥熱補劑其辭確其文簡忻然用之翕然信之遂以為錢氏不及陳氏遠矣或曰子以陳氏方為不足歟曰陳氏方誠一偏論雖然亦可謂善求病情者其意大率歸重於太陰一經蓋以手太陰屬肺主皮毛也足太陰屬脾主肌肉肺金惡寒而易於感脾土惡濕而無物不受觀其用丁香官桂所以治肺之寒也用附子半夏所以治脾之濕也使其肺果有寒脾果有濕而兼有虛也量而與之中病則止何傷之有今也不然徒見其瘡之出遲

者身熱者泄瀉者驚悸者氣急者渴思飲者不問寒熱虛實率投木香散異功散間有僥中隨手獲効設或誤投禍不旋踵何者古人用藥製方有向導有監制有反佐有因用若錢氏方固未嘗廢細辛丁香白术參苓等率有監制輔佐之藥不專務於溫補耳然其用涼藥者多而於輔助一法畧開端緒癡人之前不可說夢錢氏之慮至矣亦將有一俟達者擴充推廣而用雖然渴者用溫藥痒蹋者用補藥自陳氏發之迥出前輩然其多用桂附丁香等燥熱恐未爲適中也何者桂附丁香輩當有寒而虛固是的當虛而

未必寒者其為害當何如耶陳氏立方之時必有挾
寒而痘瘡者其用燥熱補之固其宜也今未挾寒而
用一偏之方寧不過於熱乎予嘗會諸家之粹求其
意而用之實未敢據其成方也試舉一二以證之從
子六七歲時患痘瘡發熱微渴自利一小方脉視之
用木香散每貼又增丁香十粒予切疑焉觀其出遲
固因自利而氣弱察其所下皆臭滯陳積因腸胃熱
蒸而下也恐非有寒而虛遂急止之已投一貼矣繼
以黃連解毒湯加白术與十貼以解丁香之熱利止
瘡亦出其後肌常有微熱而手足生癰癤與涼劑調

補踰月而安又一男子年十六七歲發熱而昏目無視耳無聞兩手脉皆豁大而略數知其爲勞傷矣時里中多發痘者雖不知人與藥則飲與粥則食遂教參芪當歸白朮陳皮大料濃煎與之飲至三十餘貼痘始出又二十餘貼則成膿泡身無全膚或曰病勢可畏何不用陳氏全方治之余曰此但虛耳無寒也只守前方又數十餘貼而安後詢其病因謂先四五日恐有出痘之病遂極力樵採連日出汗甚多若用陳氏全方寧無後悔至正甲申春陽氣早動正月間邑間痘瘡不越一家率投陳氏方童幼死者百餘人

雖由天數吾恐人事亦或未之盡也
按錢氏論痘瘡形色輕重困劇而用藥已具其端緒矣至潔古又辯所兼之證及候音聲察形氣爲病而處治之法可謂詳悉但世俗不深味其意更有疑似丹溪先生所以言之喋喋也大抵世俗喜温而惡寒將錢氏之法推充多疑似如云不可妄下蓋妄之一字戒慎之意當有可下之理也若瘡疹初發有因裏實而出不快渴而脉數便秘煩燥不下可乎有將釁之際裏實而渴便秘身熱不可不下可乎有將釁之際裏實而渴便秘身熱不可下乎或云首尾俱不可下或指上吐下瀉也但自

病體虛實不等時令中法治之異要當適中病情尒故錢氏云看時月此句關係甚妙如冬月盛寒便難例用涼劑且小兒痘瘡本五臟之毒所發非止屬諸痛痒瘡皆出心火之比故陳氏方一出亦多獲効今人用錢氏方亦有致誤者蓋不善用兵之過非製法者之過也宜求平立方本旨符歲氣時臨災眚淺深不同小兒體有虛實之異用藥不可輕舉詳攷古以下數法中佐以風藥是兼升發之意亦慎之也何熱劑與香竄之藥豈可例用乎然有毒入關開敷肌骨肉邪氣下陷用此術獲生者

或有之恐千百而一二也

又按明醫雜著云丹溪痘瘡治法最爲明備近法陳文中木香散異功散等方乃一偏之術若痘瘡虚弱淡白色痒塌屬虚寒者宜用之若發熱壯盛齊湧紅紫色燥痒此屬熱毒急宜涼血自陳文中方盛行後屬虚寒者率得生屬熱毒者悉不救痘是胎毒古人治法只解毒然氣血虚則又送毒氣不出及不能成就故陳文中之法既行而解毒之旨遂隱故救得一邊又害了一邊今必詳究丹溪之法通用斯無弊也

論痘瘡壞證治有三因

一曰内虛泄瀉二曰外傷風冷三曰變黑歸腎蓋内虛泄瀉者或因臟腑怯弱其證已遂初發以來自然作泄或未發之前誤服凉藥以致瀉下凡此者其瘡不發每形見紅小點而白或白而微黃如水泡之狀治之當用參苓白术散南木香煎湯調下先與止瀉然後以温和之劑發之外傷風冷者或因煩燥惡寒出頭露面點點方萌遽爲風冷所搏或瘡出如珠妄爲鮮脫以取冷快而風冷襲之凡此者輕則其狀如盤色紅而不發重則陷如石臼脚色白而不歎治之

當溫血散寒邪用不換金正氣散加川芎若惡寒隈人更加官桂紫蘇然後興發之劑或內虛泄瀉或外傷風冷荏苒經日胃氣虛損由是而變壞焉致令耳骫反熱青紫變黑此則腎證睨然矣蓋腎屬北方水是以其色黑其證逆治法先瀉膀胱之府而後急與溫脾若其瘡不黑則斷非腎證謹不可下請詳審之瀉膀胱法先用桂枝芍藥大戟等分為末每服一錢棗湯調下次用宣風散一錢加青皮煎服若瀉下惡物急與溫脾湯劑繼之瘡痘為陰邪穢氣所傷亦令變壞可用醋炭蘇合香丸解之

痘瘡治法

凡小兒痘瘡已發並與紫草飲但覺身熱證似傷寒若未見瘡疑似未明且先與惺惺散參蘇飲或人參羌活輩熱甚則與升麻湯恐發得表虛也若初出時身熱耳尖冷呵欠咳嗽面赤方是痘出之候便宜服升麻葛根湯加山查大力子其瘡疎稀而易愈若初出時或未見時宜以絲瓜近蒂三寸連瓜子燒灰存性為末蜜水調服或砂糖拌乾入朱砂末亦可多者可減少者可無初出時須着胸前若稠密急須消毒飲加山查黃芩酒洗紫草減食加人參初發熱之時

便以惡實子為末蜜調貼顖上免有患眼之疾若初
起時自汗不妨盖濕熱薰蒸而然也
凡痘瘡須分表裏虛實而治若吐瀉少食為裏虛不
吐瀉飲食為裏實裏實而補則結癰毒陷入倒靨為
表虛灰白者亦表虛紅活綻凸為表實表實而復補
則潰爛不結痂痒塌者於形色上分虛實實則脉有
力氣壯虛則脉無力虛痒以實表之劑加凉血藥實
痒如大便不通者以大黃寒凉之藥少與之下其結
糞
凡痘瘡須分氣虛血虛用藥氣虛者人參白术加鮮

毒藥血虛者以四物湯中加解毒藥痘出時多帶氣
血不足虛則黃芪生血活血劑助之略佐以風藥實
則白芍藥為君黃芩亦為君佐以白芷連翹續斷之
類黑屬血熱涼血為主白屬氣虛補氣為主初出時
色白者便大補氣血參朮芪芎升麻乾葛甘草木香
丁香酒洗當歸白芍藥若大便瀉加訶子肉豆蔻黑
陷二種因氣虛而毒氣不能盡出者酒炒黃芪紫草
人參輩
出太甚者人參敗毒散犀角地黃湯𥈐則無毒氣則
有毒宜涼藥解之雖數貼亦不妨然害眼之患爐灰

色白靜者作寒看齊勇者快發者作熱看全白色將
靨時如豆殻者蓋因初起時飲水多其靨不齊俗呼
倒靨不好但服實表之劑消化他大小便如大便秘
通大便小便秘通小便小便赤澁者大連翹湯甘露
飲大便秘結内煩外熱者小柴胡湯加枳殻最當或
少少四順清涼飲
顆色正者不須服藥將欲成就却色淡者宜助血藥
用當歸川芎酒洗芍藥之類或加紅花將成就之際
却紫色者屬熱用涼藥解其毒升麻葛根酒炒黄芩
黄連及連翹之類甚者犀角大解痘毒磨乾者宜退

火止用輕劑荊芥升麻葛根之類瘡濕者用瀉濕乃肌表間濕宜用風藥白芷防風之類咽痛者大如聖散鼠粘子湯喘滿氣壅者麻黄黄芩湯煩渴者甘草散烏梅湯下痢嘔吐者木香湯理中湯

錢氏曰黑陷青紫者百祥丸下之不黒者謹勿下余知其所下者瀉膀胱之邪也小兒腎主虛不可瀉但瀉其膀胱以虛其腑則腎邪去矣又云下後身熱氣温欲飲水者可治水穀不消或寒戰為逆余知其脾強者土可以制水也瀉後温脾則人參茯苓白术等分厚朴木香甘草各炒炙炒益濟發肌肉陽明主之

脾土一温胃氣隨暢獨不可消脉已泄之腎水乎此
錢氏不刋之妙旨也
大小二便不可不通其有大便自調所下黄黑則毒
氣已減不必多與湯劑但少用化毒湯可也大小二
腑一或閉焉則腸胃壅塞脉絡凝滯毒氣無從而發
泄眼閉聲啞肌肉黧黑不旋踵而告變矣
凡痘瘡屬虛寒者直可延至十數日後方死屬毒盛
轉紫者不過七八日蓋胎毒自内出外一二三日方
出齊毒氣尚在内出至六日則當盡發於表七八九
日成膿而結痂矣若毒氣盛不能盡出過六日毒反

入臟腑故須於六日以前毒氣該出之時急服涼血解毒之藥以驅出之六日以後醫無及矣故其死最急若虛弱毒氣少者只是氣血不足不能貫膿成就故綿延日久而死此虛實輕重之分也若痘瘡多者是毒氣多便先宜解毒然多則恐氣血周貫不足故隨後亦宜兼補藥以助成膿血也

凡痘瘡已出後而有聲音者乃形病氣不病也未出先聲音不出者乃形不病而氣病也若痘瘡出而聲音不出者是形氣俱病也當清其肺宜用八風湯并涼膈散去硝黃

痘瘡不治證

如冬月寒盛腎水得時多歸於腎或先如瘧後發渴其瘡色如黯黑血此腎證也不治○春膿胞為金剋木夏黑陷為水剋火秋斑子為火剋金冬疹子為土剋水並逆舌黑或鼻有黑氣並不治○瘡已出而譫語為惡候煩渴小便澁泄瀉不入食不治○瘡成餅搭黯黲不發聲音焦啞不治○嚙齒眼閉而黑睛紫昧無魂不治○面腫鼻陷頭嚙齒者不治○頭面腫大瘡盡爪破或臭不可近或足冷至膝並不治○瘡小黑而焦風攻順頷唇項腫硬或胸高而突並不治

痘瘡諸方

升麻湯　治小兒瘡疹未出發熱

升麻　葛根　白芍藥　甘草

右㕮咀水一盞煎服

錢氏四聖散　治小兒痘瘡出不快

紫草　木通　甘草炙　枳殼炒

右等分為粗末每服一錢水一盞煎服加陳皮黃芪

參蘇飲　治小兒痘瘡發熱證似傷寒疑似之間此服之最穩當

前胡去苗 人參去芦 紫蘇葉 乾葛洗
半夏湯泡七次姜汁製炒 茯苓去皮各三錢
枳殼去穰麩炒 陳皮去白 甘草炙 桔梗
右㕮咀每服四錢水一盞半姜七片棗一枚煎六
分溫服

惺惺散 治小兒風熱及傷風時氣瘡疹發熱
白茯苓去皮 細辛去葉 桔梗 白术
瓜蔞根 人參去芦 甘草炙 川芎各等分
右爲末每服一錢水一小盞薄荷三葉同煎四分
溫服如要和氣入生姜煎服不拘時

化毒湯 治小兒痘瘡已出不快

紫草 升麻 甘草炙各半分

右㕮咀入粳米五十粒水煎

陳氏異攻散 治小兒痘瘡已靨之際頭温足指冷或腹脹泄瀉口渴氣粗或身不熱悶亂不寧臥則哽氣煩渴咬牙

木香三錢半 官桂二錢 當歸三錢半 人參一錢半

茯苓二錢 陳皮 厚朴二錢半 白术二錢

半夏一錢半 丁香 肉豆蔻二錢半 附子二錢半

右爲末每服二三錢水一小盞入姜棗煎服

加味四聖散 治小兒痘出不快及變黑陷者

紫草茸 木通 南木香 黄芪炒

川芎 甘草各等分

右為粗末每服三錢水一盞煎服如大便秘加枳殼少許大便如常加糯米百粒解毒能釀而發之

變黑百祥丸

紅牙大戟去骨一兩 青州棗去核二十箇

右用水一碗同煎至水盡為度去大戟不用將棗焙乾可和作劑從少至多至利為度

活血散 治小兒痘瘡出不快

白芍藥炒

右爲末酒調服腹痛溫熱水調下

紫草飲子

紫草一兩

右剉細百沸湯一大椀沃之盖定勿令氣出逐旋溫服紫草能導大便發出亦輕

紫草陳皮飲

紫草一分 陳皮半分

右爲粗末新汲水煎服

無價散　治小兒痘瘡不出黑陷欲死者

人猫猪犬糞臘月內燒為灰沙糖水調服

當歸丸　治小兒痘瘡能食而大便秘

當歸半兩　甘草一錢　黃連　大黃各二錢半

右將歸熬膏子入下三味末為丸漸加至利為度

紫草木香湯

紫草　木香　茯苓　白术等分

甘草炒少許

右入糯米煎盞紫草能利大便木香白术所以佐之也

紫草木通湯　治小兒痘瘡出不快

紫草　人參　木通　茯苓

糯米等分　甘草減半

右剉散煎一錢溫服內虛大便利者可入南木香去紫草

犀角地黃湯　治小兒痘瘡出太盛以此解之

犀角屑　牡丹皮　芍藥　生地黃一

右剉散每服二錢煎溫服

快癍散　治小兒痘瘡出不快

紫草　蟬蛻　人參　白芍藥一分

木通一錢　甘草炙半錢

右剉散每服二錢煎溫服

絲瓜湯　發痘瘡最妙

用絲瓜連皮燒灰存性百沸湯調下

調肝散　治痘瘡出太盛宜服此令瘡不入眼

生犀二錢半　龍膽草一錢　黃芪半兩　大黃二錢

桑白皮半兩　麻黃　鈎藤各一錢　石膏半兩

瓜蔞仁　甘草各二錢

右為粗末每服二錢水煎食後服

陳氏木香散　治小兒痘瘡腹脹瀉渴

木香　大腹皮　人參　桂心

赤茯苓　青皮　前胡　訶梨勒去核

半夏姜製　丁香　甘草各等分

右為粗散每服三錢水一盞生姜二片煎至六分

去滓空心溫服量大小加减

獨聖散

穿山甲湯洗每服半錢入射香少許南木香煎湯調下或紫草煎湯入紅酒少許調下

肉豆蔻丸　專治小兒痘瘡裏虛泄瀉

木香　縮砂仁各三錢　白龍骨　訶子煨去核

肉豆蔻煨各半兩　赤石脂　枯白礬各七錢半

右為細末稠麪糊為丸如黍米大一周兒每服二五十丸三歲兒服百丸温米飲下瀉甚者異攻散吞下瀉止住服不止多服

穀精草散　治小兒痘瘡欲靨痘毒衝眼目翳膜遮障瞳人瘾澁淚出不止

穀精草一兩　生蛤粉二兩

右為細末用獖猪肝一葉以刀批作片子摻藥在内用草繩縛定以磁器内貯水慢火煑熟令兒含之不拘時

綿繭散　治小兒因痘瘡身體及肢節上有疳蝕瘡

膿水不絶出蛾綿蠶不拘多少

右用生白礬槌碎入蠶内令滿以炭火燒白礬汁乾盡取出研極細每用乾貼疽瘡口内

雄黄散

雄黄一錢 銅緑二錢

右二味同研極細末量瘡大小乾糝其上

敗草散

治小兒瘡爛膿汁不乾者

多年屋上爛茅草揀淨者為末糝之蓋墻爛草亦佳多受風霜之氣故能解痘瘡毒

不換金正氣散

治小兒瘡痘正出之時微天氣寒

冷初折內爲乳食所傷氣血壅遏榮衛不和毒氣
反復而不出

陳皮　厚朴　藿香葉　半夏
甘草炙

右㕮咀每服三錢姜三片棗一枚水一盞煎六分
温服加紫草糯米同煎尤佳

調解散　治小兒痘瘡已發或爲風冷所傷內氣壅
遏以致堅硬並主之

青皮　陳皮　桔梗　枳殼
半夏　川芎　木通　乾葛

甘草炙　紫蘇等分　人參減半

右剉散每服二錢姜三片棗一枚煎服

連翹湯　治小兒痘瘡壯熱小便不通

連翹　瞿麥　荊芥　木通

車前子　赤芍藥　當歸　防風

柴胡　滑石　蟬蛻　甘草炙

山梔子　黃芩各半兩

右剉散每服一錢加紫草煎溫服

托裏散　治小兒痘瘡毒根在裏或血氣虛弱或風

邪穢毒中觸使痘毒內陷伏而不出或出而不勻

快此藥治血匀氣調胃補虛內托瘡毒使之盡出

易收易斂

人參　當歸酒浸　黃芪各二兩　川芎

防風　桔梗　白芷　甘草

厚朴各一兩　肉桂

右為細末木香紫草湯調下半錢

幼科類萃序

幼科類萃者活幼之方脉也奚其類以方而附病也奚其萃集諸家之良也類其萃則方脉之筌蹄備矣世之醫工號爲啞科以其痛苦不能自言調攝不能自用劑寥不能自知非若大人之可以言探意會心忖度億也是故以啞稱焉科果啞乎哉昔者扁鵲之過邯鄲也聞其貴婦人於是稱

帶下醫過雒陽也聞其愛老人於是稱耳目痺醫其入咸陽也聞秦人重小兒於是稱小兒醫隨方異用因物顯功幼非啞科也已自夫神聖工巧之道喪而揣抹探取之術興踵跡先賢契情往哲者雖代不乏人而一人不能周一世一隅不可徧天壤雖慕名懷義人各有心而抱病裹糧勢難遥就慈父孝子惟甘心於見聞之末而愛

子弱孤必委命於猜度之間也甚有泡凝
嬰孺按法水以除煩飢飽微傷假鍼石而
取効辛楚之狀襯之不知淹汾之害受之
無二如斯之類不可具述而醫媼師姑方
且禱神眩術而鼓舞於襁褓之前自以為
得也類萃之書可無作乎是以原其受胎
之始究其彌月之期察其厚薄之禀定其
強弱之宜或視其脉文之淺深或驗其色

相之衰旺無病不周無方不備凡先賢往哲之論議群書要方之收錄關於小兒試其應驗者無不該載使人因形色以知病症求脈理而識重輕天下後世之孩提者不橫罹矣科復有啞之者乎故曰類萃之書不可不作也古者婦人妊子不食邪味不視邪色不聽淫聲是古人之胎養也凡生子擇於諸母與可者使為子師是古人

之乳養也子能食食以至出就外傳飲食啓居罔不有節是古人之教養也非常之病何自而生乎嗚呼世遠人亡經殘教弛恩養逾分飽暖失宜無怪乎其科之啞也予故曰作類萃者其知道乎得活幼之筌蹄矣是書也同傷寒六書刊之開封公署亦松石劉公意也公其幼吾幼以及人之幼者乎不然何舉之篤而贊之同邪